Hausaufgaben für Patienten

Herausgegeben von
Jürgen Buchbauer

Bibliografische Information der Deutschen Nationalbibliothek
Die Deutsche Nationalbibliothek verzeichnet diese Publikation in der Deutschen Nationalbibliografie; detaillierte bibliografische Daten sind im Internet über http://dnb.d-nb.de abrufbar.

Danksagung
Ich möchte an dieser Stelle Katharina für Ihre stetige Unterstützung und ihr Verständnis danken. Zusätzlich gilt mein Dank Frau Edith Lauber für die tolle Zusammenarbeit bei den Fotoshootings. Besonderer Dank gebührt auch der Firma pedalo® (Entwicklung, Herstellung und Vertrieb von Koordinationsprodukten für Spiel, Sport und Therapie) für die Zusammenarbeit und Unterstützung. Außerdem danke ich noch der Firma Baar Orthopädietechnik GmbH für die Bereitstellung der Fotos der Hilfsmittel.

Bestellnummer 1422

2. Auflage 2018

Titelfoto: Thinkstock

Fotos: Roland Hofer (S. 14, 24-58), Harald Jansenberger (S. 23), weiteres Bildmaterial ab S. 56 wurde mit Genehmigung durch die Firma Baar zur Verfügung gestellt.

Erschienen als Band 2 der Buchreihe „Hausaufgaben für Patienten"

Grafik, Layout und Satz: consekwent, Konzepte für Print und Web

Druck und Verarbeitung: Media-Print Informationstechnologie GmbH, Paderborn

Printed in Germany · ISBN 978-3-7780-1422-6

Inhaltsverzeichnis

1 **Stürze und Risikofaktoren** 7

2 **Selbsttest** 11

2.1 Risikofragebogen 11

2.2 Motorische Tests 13

2.2.1 Krafttest 13

2.2.2 Stand-Gleichgewichtstest 15

2.2.3 Bewegungs-Gleichgewichtstest 17

2.2.4 Test der Gehgeschwindigkeit 18

3 **Bevor Sie beginnen** 20

3.1 Der Übungsplatz 20

3.2 Wie oft sollten Sie üben? 21

3.3 Wann sollten Sie üben und wann nicht? 22

4 **Übungen für das Gleichgewicht** 23

5 **Übungen für die Kraft** 34

6 **Übungen für die Selbsteinschätzung** 45

7 **Sicher zu Boden und auch wieder hoch** 47

8 **Sturzprävention bei Alltagsaktivitäten** 54

9 **Wohnraum Check** 60

10 **Hilfsmittel** 67

11 **Literaturhinweise** 76

Vorwort des Herausgebers

Die Buchreihe „Hausaufgaben für Patienten" richtet sich an die Betroffenen und deren Angehörige. Im vorliegenden Band handelt es sich um „Hausaufgaben für sturzgefährdete Patienten".

Die Autoren Harald Jansenberger und Johanna Mairhofer, ausgewiesene Experten auf den Gebieten der Sturzprophylaxe und Neurologischen Rehabilitation, geben hilfreiche Anregungen und Anleitungen.

Alle Elemente der Vorgehensweise werden ausführlich beschrieben und erleichtern die Umsetzung zu Hause. Der Aufbau ist methodisch und didaktisch auf dem neuesten Stand der Wissenschaft. Sturzprophylaxe ist für den gefährdeten Patienten sehr wichtig.

Es passiert im Laufe eines Lebens sehr oft, dass man stürzt. Vor allem im Alter erhöht sich die Sturzgefahr. Ebenso bei einer allgemeinen schlechten körperlichen Verfassung, sei sie ausgelöst durch Bewegungsmangel nach einem längeren Krankenhausaufenthalt oder einem speziellen Ereignis, wie beispielsweise einer neurologischen Erkrankung.

Wem ist es nicht schon passiert, im Dunkeln orientierungslos zu sein und an einer Stolperfalle hängen zu bleiben und dann zu stürzen. Selbst wenn man sich nicht verletzt, ist es den Betroffenen oft nicht möglich, alleine wieder aufzustehen. Es fehlt an Kraft und Geschicklichkeit.

Wie mit diesen Problemen umzugehen ist, sollten die Betroffenen mit Hilfe von Experten lernen und trainieren! Anschließend folgt das Üben zu Hause. Dafür sollte der Patient seinen Wohnraum so gestalten, dass ein Üben möglich ist und alle Stolperfallen beseitigt sind.

Vorschläge und Tipps werden in diesem Band reichlich gegeben. Das Sturzprophylaxetraining soll Erfolg, Freude und Sicherheit bringen. Sturzprophylaxe ist aber nur bei regelmäßigem Üben und Trainieren erfolgreich. Auch Krankenkassen unterstützen Gruppentrainingsprogramme für den Einstieg und fördern somit das Üben zu Hause.

Der Herausgeber dieser Buchreihe war ein Jahr lang in einem Forschungsprojekt zur Sturzprophylaxe mit Servicestelle an der Universität Würzburg und dem Bürgerspital involviert. Er kann den Erfolg von Sturzprophylaxetraining nur bestätigen.

Jürgen Buchbauer
Sportlehrer und Physiotherapeut

Vorwort

„... mir passiert das nicht!" – ist die oft gehörte Antwort wenn Patienten in die Ordination kommen und sich bei der Untersuchung oder anamnestisch Hinweise auf eine erhöhte Sturzgefährdung finden.

Probleme mit dem Gleichgewicht, Steifigkeit der Gelenke, Schwindelgefühl, Sehverschlechterung – um nur einige Probleme zu nennen, sind oft erste Hinweise. Bereits in diesem Stadium wäre es wichtig den Mut zu haben, hinzuschauen und Gegenmaßnahmen zu ergreifen.

Im vorliegenden Buch finden Sie verschiedene Möglichkeiten und Übungen. Herr Harald Jansenberger konnte in vielen Jahren Beschäftigung mit dem Thema und Schulung von Menschen aller Altersklassen reichlich Erfahrung sammeln. Unermüdlich versucht er die Wichtigkeit der Sturzprophylaxe sowohl für den Einzelnen als auch in Institutionen zu thematisieren.

Aus ärztlicher Sicht bedeutet ein Sturz nicht nur Schmerzen, ev. Operation, Krankenhausaufenthalt sondern auch eine große Unsicherheit, Angst vor neuerlichem Ereignis und eine Situation, in der (vielleicht erstmalig) Hilfe angenommen werden muss. Leider kann auch eine kleine Teppichfalte, eine kleine Unsicherheit im Dunklen zu schweren Stürzen führen.

Es ist für mich eine Frage der Klugheit sich bei Bedarf mit dem Thema zu beschäftigen. Das Gefühl wird vielleicht nur das „Alt werden", „Schlechter werden" spüren. Durch das entsprechende Training aber kann es Ihnen gelingen möglichst lange heil und selbstbestimmt zu Hause leben zu können und unterwegs zu sein.

In diesem Sinn wünsche ich Ihnen viel Kraft beim Umsetzen der Tipps und Freude und Spaß bei den Übungen.

Dr. Gertrud Krauter
Fachärztin für Neurologie

1 Stürze und Risikofaktoren

Harald Jansenberger

Stürze sind Ereignisse, die uns ein Leben lang begleiten. Kinder stürzen beim Erlernen des aufrechten Ganges und wenn sie in neue ungewohnte Situationen kommen, die nicht richtig eingeschätzt werden können. Erwachsene stürzen meist in Situationen, bei denen außen liegende Faktoren eine große Rolle spielen, bei Selbstüberforderung und beim Sport. Ältere Menschen stürzen mit zunehmendem Alter häufiger. Dabei geht man davon aus, dass zwischen 30 und 40% aller Menschen über 65 mindestens einmal pro Jahr stürzen. Neben der hohen Sturzzahl spielt auch die aufgrund altersbedingter Veränderungen höhere Wahrscheinlichkeit, sich bei einem Sturz zu verletzen, eine große Rolle.

Ein Sturz hat vielfache Folgen auf die Lebensqualität. Neben Verletzungen und deren Heilungsprozess muss auch die Angst vor weiteren Stürzen berücksichtigt werden. Ein großer Teil der Senioren, die bereits gestürzt sind, haben Angst vor weiteren Stürzen. Das ist deshalb so bedeutend, da es durch Angst zu selbstgewählter Einschränkung kommt, was sich wiederum negativ auf Kraft und Geschicklichkeit auswirkt. Deshalb ist es wichtig sich dieser Angst zu stellen.

Ein Sturz ist ein Ereignis, das zumeist unvermittelt und plötzlich auftritt. Die Risikofaktoren, die ein solches Ereignis erst möglich machen, werden über die Jahre immer mehr. Aus diesem Grund ist es wichtig die Risikofaktoren zu kennen, um an einer gezielten Prävention arbeiten zu können. Nicht alle Risikofaktoren sind zu beseitigen. Für viele Risikofaktoren gibt es Maßnahmen, um diese zumindest zu entschärfen.

Aufgrund der vielen unterschiedlichen potentiellen Situationen, in denen Stürze passieren können, muss man von mehreren hundert Risikofaktoren ausgehen. Die wichtigsten Risikofaktoren sind dabei in der Tabelle 1. angeführt. Es gibt Risikofaktoren, die das Sturzrisiko erhöhen, Risikofaktoren, die das Verletzungsrisiko erhöhen und Risikofaktoren, die beides erhöhen. Man unterscheidet in innenliegende und außenliegende Risikofaktoren. Innenliegende Risikofaktoren sind Faktoren, die ihre Ursache in der Person haben, wie Balancestörungen oder Kraftdefizite. Außenliegende Faktoren hingegen werden aufgrund der Umwelt bedingt. Diese können sein: Andere Verkehrsteilnehmer, Stolperfallen, wie Kabel oder ähnliches, aber auch Möbelstücke und Lichtverhältnisse. In folgender Tabelle wird zur besseren Übersicht in beeinflussbare und nicht beeinflussbare Risikofaktoren unterschieden. Es ist wichtig nicht beeinflussbare Risikofaktoren zu kennen und sich daran anzupassen. Noch wichtiger ist es aber beeinflussbare Risikofaktoren zu erkennen und zu beseitigen. Denn je mehr Risikofaktoren vorhanden sind, umso größer ist das Risiko zu stürzen. Genauso aber gilt: Je weniger Risikofaktoren vorhanden sind, umso sicherer ist man vor Stürzen und Verletzungen!

Tabelle 1: Sturzrisikofaktoren

Gut beeinflussbare Risikofaktoren	Begrenzt beeinflussbare Risikofaktoren	Nicht beeinflussbare Risikofaktoren
Sturzangst	Schlechter Gesundheitszustand	Alter
Gangprobleme	Multimedikation (mehr als 4 Medikamente)	Geschlecht
Einschränkungen in Aktivitäten des täglichen Lebens	Hilfsmittelgebrauch	Kognitive Einschränkung
Eingeschränkte Muskelkraft	Parkinson	Vorangegangene Stürze (in den letzten 12 Monaten)
Eingeschränkte Beweglichkeit	Diabetes	Vorangegangene Knochenbrüche
Eingeschränktes Gleichgewicht	Alzheimer	Vorangegangener Insult
Sehbeeinträchtigungen	Blutdruckabfall bei Lagewechsel	
Deutliches Untergewicht bzw. niederer BMI (= Body Mass Index)*	Gefahrenquellen der Umgebung auswärts (Untergrund, Personen, etc.)	
Gefahrenquellen der Umgebung im eigenen Haushalt (Beleuchtung, Stolperfallen, etc.)	Allein lebend	
Inaktivität aber auch übermäßig hoher Aktivitätsgrad	Probleme mit den Füßen (Schmerzen, Polyneuropathien)	

* Anmerkung: Der Body Mass Index ist in diesem Zusammenhang nur als Richtwert zu sehen, und muss immer kritisch hinterfragt werden, da er nichts über die Körperzusammensetzung aussagt. Allerdings gilt ein sehr niederer BMI (unter 18) im höheren Alter in jedem Fall als gefährlich!

Es ist wichtig zu betonen, dass ein Sturz kein Schicksal sein muss. Vielmehr ist es möglich und höchst effektiv einem solchen Ereignis vorzubeugen. Aufgrund der bedrohlichen Folgen ist es sogar unbedingt notwendig präventiv dagegen zu wirken. Das Problem betrifft annähernd jeden älter werdenden Menschen und hat enorme Folgen für die Lebensqualität des einzelnen aber auch für das Gesundheitssystem. So sind die Kosten sturzbedingter Verletzungen ein bedeutender Teil der Ausgaben im Gesundheitssystem. Aus diesem Grund werden inzwischen viele Angebote zur Sturzprävention von Krankenkassen teilweise finanziell unterstützt.

Sturzprävention kann das Sturz- und Verletzungsrisiko deutlich reduzieren. Bei regelmäßigem Üben und weiteren gezielten Maßnahmen kann das Sturzrisiko sogar halbiert werden. Ähnlich verhält es sich mit dem Verletzungsrisiko. Besonders effektiv sind dabei ausgewählte folgende Maßnahmen. Jeder dieser Maßnahmen wirkt für sich alleine (einfaktoriell) aber auch in Kombination (multifaktoriell):

- Gleichgewichtstraining, Multitaskingtraining und intensives Krafttraining vor allem für die untere Extremität – als Einzeltraining oder in der Gruppe
- Tai Chi als Gruppenprogramm
- Wohnraumanpassung bei bereits gestürzten Personen
- Medikamentenanpassung und eventuelle Reduktion

Was können Sie unmittelbar tun?

Aufgrund der Breite der Risikofaktoren und der effektiven Möglichkeiten der Sturzprävention müssen unterschiedliche Gesundheitsberufe in die Vorbeugung von Stürzen integriert werden. Dabei kann man unmittelbar das eigene Sturzrisiko reduzieren, wenn man einige wichtige Grundregeln befolgt:

1. **Reden Sie mit Ihrem Arzt über Ihre Medikamente** hinsichtlich einer erhöhten Sturzneigung. Er wird Ihnen sinnvolle Tipps zur richtigen Medikamenteneinnahme geben und falls notwendig Ihre Medikamente anpassen. Besonders, wenn Sie mehr als vier Medikamente pro Tag nehmen, sollten Sie unbedingt mit Ihrem Arzt ein Gespräch führen.

2. Falls Sie eine Brille benötigen, sollten Sie Ihre **Sehstärke in regelmäßigen Abständen kontrollieren** lassen. Sprechen Sie auch mit Ihrem Augenarzt darüber, falls Sie Probleme mit Ihrer (z. B. Gleitsicht- oder Bifokal-)Brille haben sollten.

3. Wollen Sie **gezielt körperlich aktiv werden** und Ihr Sturzrisiko verringern, gibt es die Möglichkeit an Einzeltrainings oder Gruppentrainings teilzunehmen. Wenden Sie sich hierzu an entsprechend geschulte Physiotherapeuten, Sportwissenschaftler oder Trainer.

4. Die eigenen vier Wände sind Schauplatz der meisten Unfälle und Stürze. Besprechen Sie mit einem Ergotherapeuten **Möglichkeiten zur Wohnraumanpassung** und lassen Sie sich individuell beraten.

5. Es gibt viele **Hilfsmittel, die Ihnen den Alltag leichter und sicherer machen.** Sprechen Sie hier ebenso mit einem Ergotherapeuten oder erkundigen Sie sich bei einem orthopädischen Fachgeschäft in der Nähe.

6. Erledigen Sie immer eine Aufgabe auf einmal. Das vermeidet Stressstiuationen und Gefährdung durch Ablenkung. Versuchen Sie Aufgaben hintereinander zu bewältigen.

2 Selbsttest

Harald Jansenberger

Das individuelle Risiko ist nicht genau bestimmbar, da das Sturzrisiko von vielen Faktoren abhängt. Es ist aber durchaus möglich eine Schätzung über das Sturzrisiko durchzuführen. Dabei hilft Ihnen folgender Fragebogen zu Ihren Risikofaktoren. Das Sturzrisiko muss individuell beurteilt werden. Es gilt aber je mehr Risikofaktoren vorhanden sind, umso höher ist das Sturzrisiko. Falls Sie öfter als viermal „Trifft zu ..." angekreuzt haben, sollten Sie mit Ihrem Arzt das Gespräch suchen, um gezielte Präventionsmaßnahmen zu ergreifen.

Zusätzlich ist es empfehlenswert mittels einfacher (und breit evaluierter Tests) einzelne Fähigkeiten und eventuelle motorische Einschränkungen festzustellen. Dies erfolgt mittels der beschriebenen Tests. Bei Nichterreichen eines oder mehrerer Limits, sollten Sie besonders Ihre Einschränkungen üben, und gegebenenfalls mit einem betreuten Training mit Ihrem Physiotherapeuten oder Sportwissenschaftler beginnen. Falls Sie selbstständig zuhause üben, können Ihnen diese Tests helfen Ihre Trainingsfortschritte zu bestimmen.

2.1 Risikofragebogen

Tabelle 2.1: Fragebogen zur Risikoabschätzung

Risikofaktor	Trifft zu	Trifft nicht zu	Unmittelbare Maßnahmen
Sind Sie über 80 Jahre alt?	☐	☐	Gleichgewichts- und Krafttraining, Arztbesuch zur Beratung und Abklärung der Belastbarkeit, Wohnraumcheck
Sind Sie weiblich?	☐	☐	Messung der Knochendichte, Training von Kraft- und Gleichgewicht
Leben Sie alleine?	☐	☐	Beratung hinsichtlich alltäglicher Tätigkeiten, Information über mögliche Unterstützung, Rufhilfe

Risikofaktor	Trifft zu	Trifft nicht zu	Unmittelbare Maßnahmen
Sind Sie im letzten Jahr ein oder mehrmals gestürzt? Wenn ja: In welchen Situationen?	❑	❑	Analyse der Sturzursachen, Arztbesuch, Gleichgewichts- und Krafttraining, Wohnraumcheck, Therapeutische Betreuung
Situationsbeschreibung:			
Nehmen Sie mehr als 4 Medikamente?	❑	❑	Arztbesuch
Leiden Sie unter einer Erkrankung, die Muskulatur und das zentrale Nervensystem betrifft (Multiple Sklerose, Morbus Parkinson, o. Ä.)?	❑	❑	Arztbesuch, therapeutische Betreuung, Gleichgewichts- und Krafttraining, Beratung hinsichtlich Hilfsmitteln und Unterstützung
Leiden Sie unter Diabetes mellitus?	❑	❑	Arztbesuch zur Zuckereinstellung und Überprüfung der Belastbarkeit, Krafttraining, Koordinationstraining und ergänzendes Ausdauertraining empfehlenswert
Haben Sie mit Blutdruckabfall bei einem Lagewechsel zu kämpfen?	❑	❑	Arztbesuch, Moderater Beginn mit Kräftigungstraining, Rufhilfe
Haben Sie Schmerzen in den Beinen (z. B. Hüfte, Knie, Fuß?)	❑	❑	Arztbesuch, Gleichgewichtstraining
Haben Sie Wahrnehmungsprobleme in den Füßen?	❑	❑	Arztbesuch, Gleichgewichtstraining
Benutzen Sie zur Fortbewegung ein Hilfsmittel (Stock, Rollator, o. Ä.)?	❑	❑	Training von Gleichgewicht und Kraft, Kontrolle auf Funktion und Sicherheit durch Fachkraft

Risikofaktor	Trifft zu	Trifft nicht zu	Unmittelbare Maßnahmen
Haben Sie Angst zu stürzen?	❑	❑	Analyse der beängstigenden Situation, Therapeutische Betreuung, Übungen für die Selbsteinschätzung
Haben Sie Probleme beim Gehen (Unsicherheit, Hinken, o. Ä.)?	❑	❑	Gleichgewichts- und Kraftübungen
Haben Sie ein eingeschränktes Gleichgewicht im Stehen und im Gehen? Ergebnis Gleichgewichtstests • Stand-Gleichgewichtstest (siehe 2.2.2) • Bewegungs-Gleichgewichtstest (siehe 2.2.3)	 ❑ ❑	 ❑ ❑	Gleichgewichtsübungen
Haben Sie eine reduzierte Kraft in den Beinen (Ergebnis Krafttest)?	❑	❑	Krafttraining
Ist Ihre Gehgeschwindigkeit reduziert? Ergebnis Gleichgewichtstest (siehe 2.2.4)	❑	❑	Gleichgewichts- und Beinkraftübungen

2.2 Motorische Tests

Für folgende Tests sollte immer eine zweite Person als Sicherung anwesend sein, um Ihnen das Zeitnehmen zu erleichtern, aber auch um einen Gleichgewichtsverlust rechtzeitig aufzuhalten.

2.2.1 Krafttest

Um Ihre Beinkraft selbst bestimmen zu können, gibt es einen einfachen Test. Der 5-chair-rise (5-maliges Aufstehen) ist einfach durchführbar und bietet einen Referenzwert, der Ihnen eine Einschätzung Ihrer Beinkraft ermöglicht.
Setzen Sie sich auf einen Stuhl, lehnen Sie sich nicht an, überkreuzen Sie die Arme vor der Brust und versuchen Sie ohne sich festzuhalten einmal aufzustehen. Ist das nicht möglich, haben Sie ein kraftbedingtes erhöhtes Sturzrisiko.

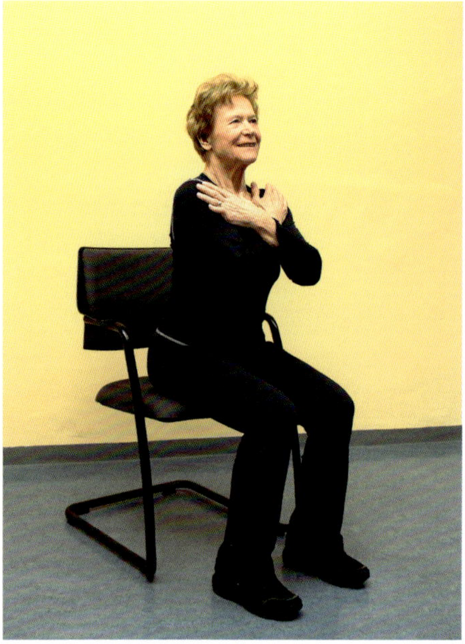

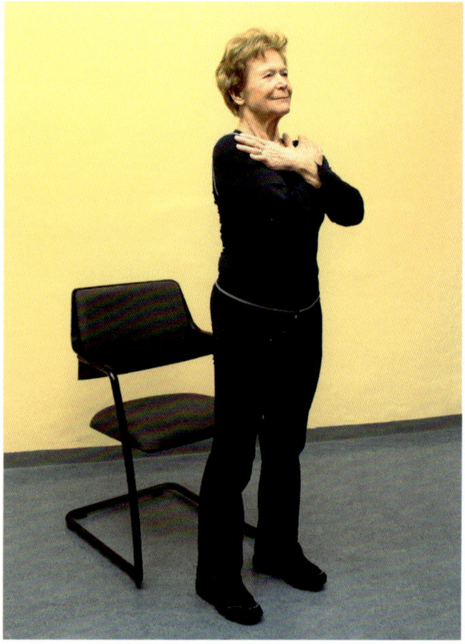

Können Sie einmal aufstehen, beginnen Sie nun mit dem Test fünfmal aufzustehen. Stellen Sie sich eine Uhr mit Sekundenanzeige gut sichtbar auf. Stehen Sie nun mit überkreuzten Armen fünfmal hintereinander auf. Wenn Sie sich hinsetzen wird das Gesäß ganz auf die Sitzfläche aufgelegt, ohne dass Sie mit dem Rücken die Lehne berühren. Beim Aufstehen strecken Sie die Beine durch und richten den Oberkörper ganz auf. Sind Sie fünfmal aufgestanden, lesen Sie nun die Zeit ab. Sie sollten für den Test nicht länger als 13,5 Sekunden benötigen. Ab einer Zeit von über 11 Sekunden spricht man von einem leicht erhöhten und bei über 15 Sekunden von einem sehr starken Sturzrisiko. Notieren Sie sich den Wert in das vorgesehene Kästchen. Falls Sie länger als 13,5 Sekunden gebraucht haben, notieren Sie „Trifft zu …“ in der Sturzrisikotabelle.

Testergebnis/ Datum	Testergebnis/ Datum	Testergebnis/ Datum	Testergebnis/ Datum

2.2.2 Stand-Gleichgewichtstest

Bei der Durchführung des Tests sollte Ihnen eine Person sichernd zur Seite stehen. Falls Sie Ihr Gleichgewicht allein testen wollen, müssen Sie vor allem auf eine sichere Haltemöglichkeit achten. Es empfiehlt sich ein Handlauf, vor den Sie sich aufstellen, oder zwei Stühle mit der Lehne zueinander aufzustellen. Sie stellen sich zwischen die beiden Stühle. Im Idealfall steht hinter Ihnen noch ein Stuhl bereit.

Der Test besteht aus mehreren Stufen, die sie nacheinander absolvieren. Dabei sollten Sie die eingenommene Position jeweils für 10 Sekunden beibehalten. Tragen Sie die absolvierten Stufen in unten angeführte Tabelle ein. Falls Sie die geforderten 10 Sekunden nicht schaffen, tragen Sie die absolvierte Zeit in Sekunden ein.

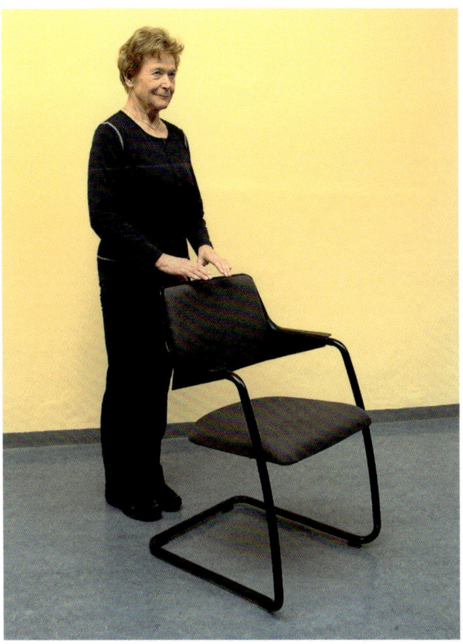

▲ Bei der Stufe Parallelstand stellen Sie die Füße eng aneinander und versuchen mit geöffneten Augen 10 Sekunden lang zu stehen. Die Hände bleiben immer griffbereit. Dann wiederholen Sie die Stufe mit geschlossenen Augen wieder. Tragen Sie jeweils die erzielte Zeit in die Tabelle ein. Schaffen Sie die vollen 10 Sekunden tragen Sie 10 ein.

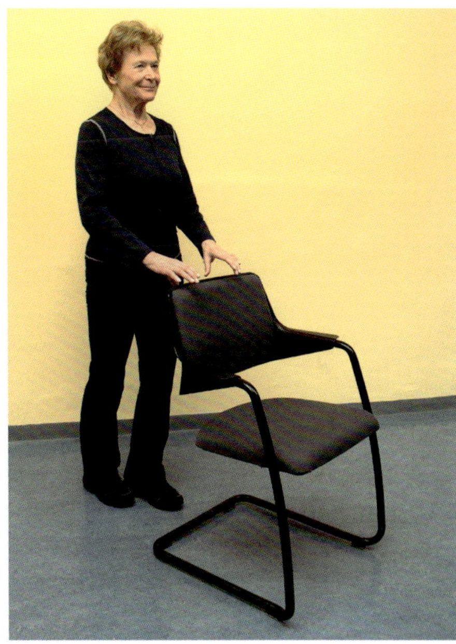

▲ Bei der Stufe Semi-Tandemstand stellen Sie die Füße um einen halben Fuß versetzt eng aneinander und versuchen mit geöffneten Augen 10 Sekunden lang zu stehen. Die Hände bleiben immer griffbereit. Dann wiederholen Sie die Stufe mit geschlossenen Augen wieder. Tragen Sie jeweils die erzielte Zeit in die Tabelle ein. Schaffen Sie die vollen 10 Sekunden tragen Sie 10 ein.

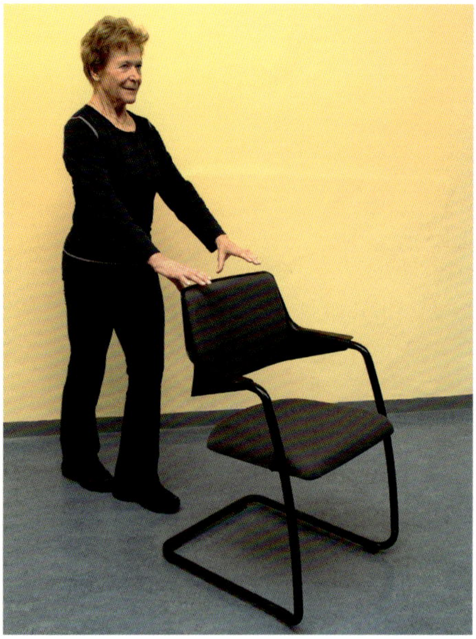

◂ Bei der Stufe Tandemstand stellen Sie die Füße direkt hintereinander und versuchen mit geöffneten Augen 10 Sekunden lang zu stehen. Die Hände bleiben immer griffbereit. Dann wiederholen Sie die Stufe mit geschlossenen Augen wieder. Tragen Sie jeweils die erzielte Zeit in die Tabelle ein. Schaffen Sie die vollen 10 Sekunden tragen Sie 10 ein.

Sie sollten mindestens im Semitandemstand mit geöffneten Augen 10 Sekunden lang stehen können. Um als nicht sturzgefährdet zu gelten, sollten Sie im Semitandemstand mit geschlossenen Augen mindestens 10 Sekunden stehen können. Schaffen Sie den Tandemstand mit offenen Augen ist Ihr Standgleichgewicht im normalen Bereich. Tragen Sie das Ergebnis im Risikofragebogen ein.

Anmerkung

Um Ihren Trainingsfortschritt genauer zu dokumentieren, können Sie versuchen, die letzte über 10 Sekunden mögliche Stufe so lange es geht zu halten. Sie schaffen beispielsweise den Semi-Tandemstand 10 Sekunden und können den Tandemstand nicht mehr einnehmen. Dann versuchen Sie den Semi-Tandemstand so lange als möglich zu halten, um noch feiner Ihre Verbesserungen zu sehen.

Datum	Parallelstand		Semi-Tandemstand		Tandemstand	
	Augen auf	Augen zu	Augen auf	Augen zu	Augen auf	Augen zu

2.2.3 Bewegungs-Gleichgewichtstest

Bei diesem Test benötigen Sie eine Stufe (18 cm hoch), eine Stoppuhr und eine sichere Haltemöglichkeit. Dieser Test (Alternate Step Test) dient zu Einschätzung Ihres Gleichgewichts, und wurde hinsichtlich der Sturzrisikobestimmung untersucht und als sehr geeignet erachtet. Sie stellen sich vor die Stufe und versuchen abwechselnd links und rechts möglichst schnell die Füße auf die Stufe zu stellen. Wiederholen Sie diese Schrittbewegung achtmal ohne sich festzuhalten und stoppen Sie die Zeit dabei. Idealerweise absolvieren Sie den Test unter 9 Sekunden. Sie sollten in jedem Fall unter 11,5 Sekunden benötigen. Falls Sie länger benötigen, liegt ein Defizit im Gleichgewicht in der Bewegung vor und das Sturzrisiko ist erhöht. Tragen Sie Ihr Ergebnis im Risikofragebogen ein.

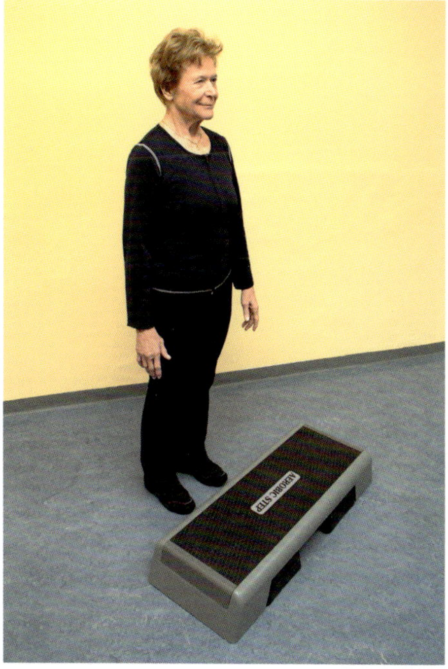

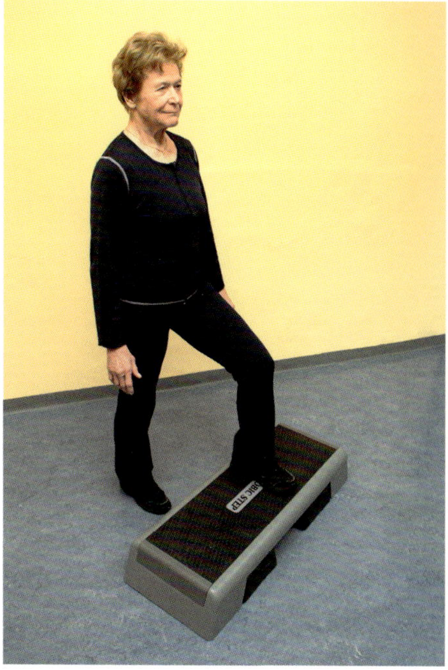

Testergebnis/ Datum	Testergebnis/ Datum	Testergebnis/ Datum	Testergebnis/ Datum

2.2.4 Test der Gehgeschwindigkeit

Messen Sie eine Strecke von 10 Metern ab. Dabei werden jeweils der erste und der letzte Meter zusätzlich markiert. Dadurch entsteht eine Messstrecke mit einer Länge von 8 Metern. Der Untergrund sollte dabei eben, rutschfest und stabil sein.

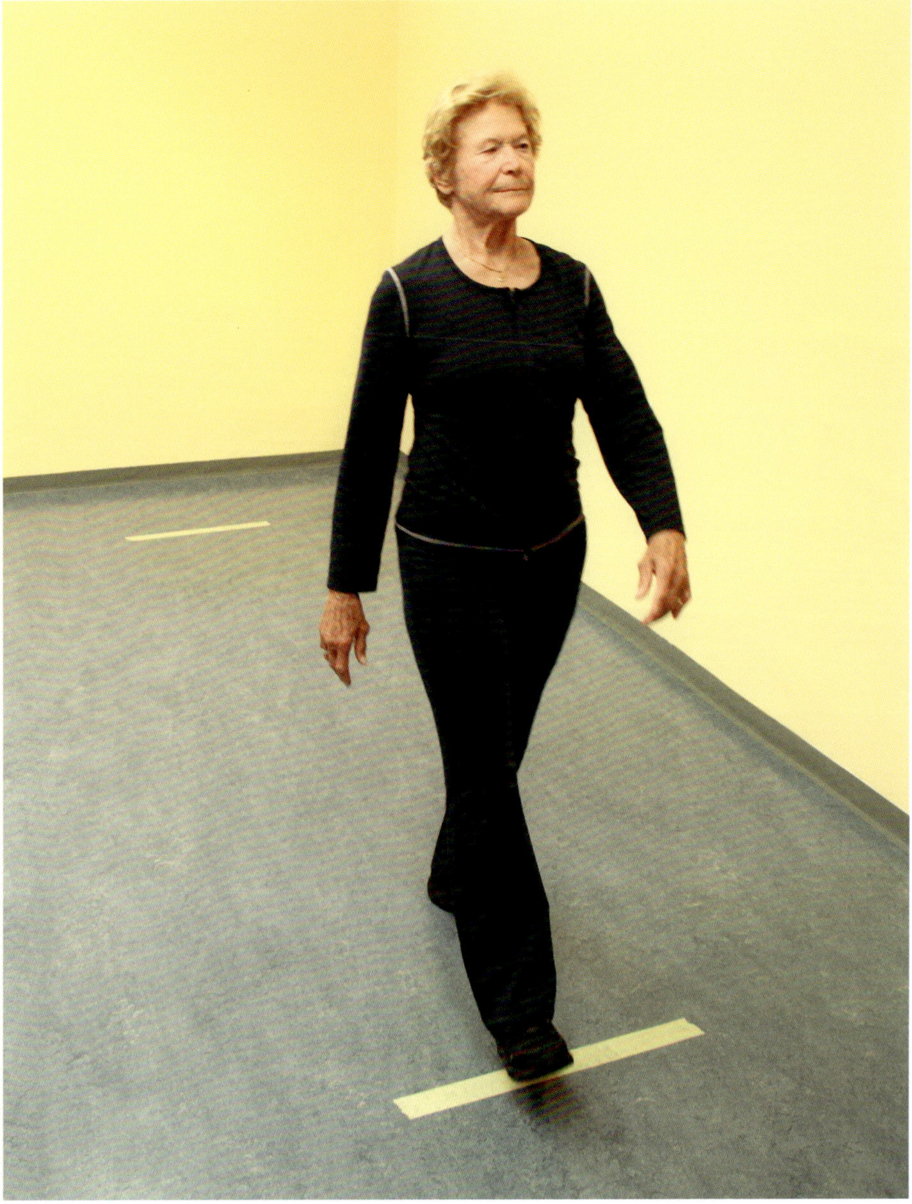

Gehen Sie die Strecke einmal probehalber ab. Es werden die kompletten 10 Meter gegangen, wobei der erste und der letzte Meter als Beschleunigungs- bzw. Bremszone gelten. Nach dem Probedurchgang messen Sie die Zeit, die Sie für die Strecke zwischen Brems- und Beschleunigungszone benötigen (8 Meter). Die Messung erfolgt mit einer Stoppuhr, die 1/100 Sekunden messen kann.

Sie gehen die Strecke insgesamt viermal durch. Die ersten beiden Versuche werden im eigenen bequemen Tempo absolviert. Die beiden letzten Versuche sollten so schnell als möglich aber noch sicher bewältigt werden. Führen Sie die beiden schnellen Versuche nur dann aus, wenn Sie eine sichernde Person zur Verfügung haben.

Anmerkung

Falls Sie keine 8 m lange Strecke zur Verfügung haben, können Sie die Distanz auch verkürzen. Allerdings wird der Messfehler durch die geringere Distanz immer größer.

Bei der komfortablen Gehgeschwindigkeit (Mittelwert aus Versuch eins und zwei) sollten Sie eine Geschwindigkeit von 0,8 m/s übertreffen. Sie errechnen das Ergebnis folgendermaßen: Die Distanz (8 Meter) dividiert durch die gemessene Zeit in Sekunden ergibt das Testergebnis in Metern pro Sekunde.

Ein Beispiel: 8 m/10 s = 0,8 m/s

Sind Sie langsamer als 0,8 m/s, kreuzen Sie im Fragebogen „Trifft zu ..." an.

Falls Sie die beiden schnellen Durchgänge ebenfalls durchführen, sollten Sie im Idealfall (Mittelwert aus Versuch drei und Versuch vier) eine Geschwindigkeit von über 1,2 m/s erzielen.

Testergebnis (Mittel Versuche 1 und 2)/ Datum	Testergebnis (Mittel Versuche 1 und 2)/ Datum	Testergebnis (Mittel Versuche 1 und 2)/ Datum	Testergebnis (Mittel Versuche 1 und 2)/ Datum

3 Bevor Sie beginnen

Harald Jansenberger

Bevor Sie mit den „Hausaufgaben" starten, sollten Sie einige grundsätzliche Dinge vorbereiten und beachten.

3.1 Der Übungsplatz

Richten Sie sich einen sicheren Übungsplatz ein. Dabei sollten Sie einige Punkte beachten:

1. Üben Sie anfangs nie alleine! Stellen Sie sicher, dass für die Übungen eine Hilfsperson zur Verfügung steht, um zum Beispiel einen überraschenden Gleichgewichtsverlust ausgleichen zu können.
2. Achten Sie beim Üben immer darauf, dass Sie eine stabile Haltemöglichkeit zur Verfügung haben.
3. Die Beleuchtung sollte sehr gut sein.
4. Der Übungsplatz sollte leicht erreichbar und begehbar sein. Räumen Sie Hindernisse, über die Sie stolpern können (Teppich, o. Ä.) zur Seite.
5. Im Idealfall richten Sie sich Ihren Übungsplatz „dauerhaft" ein, damit Sie nicht vor jedem Üben Gegenstände umräumen müssen. Das ist wichtig für Ihre Motivation!

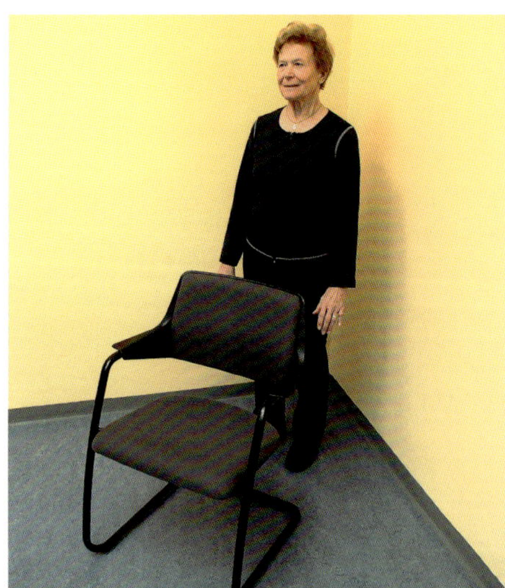

- Übungsplatz „Raumecke"

Eine Übungsecke empfiehlt sich aus mehreren Gründen: Sie benötigen nur einen Stuhl, der Ihnen nach vorne als Haltemöglichkeit dient. Falls Sie das Gleichgewicht verlieren, sind Sie in jede Richtung abgesichert. Zusätzlich benötigen Sie wenig Material.

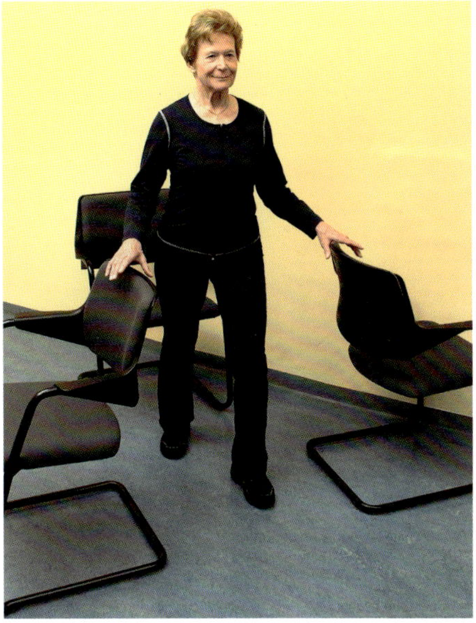

◂ Übungsplatz „Stühle"

Falls Sie keine freie Ecke haben sollten, ist es empfehlenswert sich einen Platz mit drei Stühlen einzurichten. Dabei stellen Sie zwei Stühle mit der Lehne zueinander auf, während der dritte Stuhl mit der Sitzfläche zu Ihnen hinter Ihnen aufgestellt wird. Der Vorteil bei diesem Übungsplatz, ist ein größerer Übungsplatz für Schrittübungen.

3.2 Wie oft sollten Sie üben?

Anfangs ist es schon ausreichend, wenn Sie nur einmal pro Woche üben. Spätestens nach zwei bis drei Wochen sollten Sie aber auf ein mehrmaliges Training pro Woche umsteigen. Grundsätzlich gilt, dass Sie nicht zu oft üben können, anstrengende Übungen (Kraftübungen) sollten Sie aber maximal jeden zweiten Tag durchführen.

Gleichgewichtsübungen

Sie können die Gleichgewichtsübungen jeden Tag absolvieren. Empfehlenswert sind pro Übung und Seite 10-15 Wiederholungen oder eine Belastungszeit von maximal 30 Sekunden. Pausieren Sie kurz und wiederholen Sie die Übung ruhig drei- bis viermal. Die Übungen sollten Sie etwas fordern. Wenn Ihnen eine Übung leicht fallen sollte, versuchen Sie eine der Zusatzvariationen! Dabei ist es wichtig, dass Sie sich immer die schwerstmögliche Variation auswählen, die Sie sich selbst zutrauen. Es gilt unbedingt immer: Sicherheit vor! Wenn Ihnen eine Variante leicht erscheint, die nächst schwerere Variante aber unmöglich wirkt, wählen Sie lieber die leichte aus.

Kraftübungen

Die Kraftübungen sollten Sie möglichst nur jeden zweiten Tag absolvieren. Die Übungen sollten sich anstrengend anfühlen und ungefähr 10-15-mal möglich sein.

Diese Intensität regt Ihre Muskeln zum Wachsen an und erhöht Ihre maximal erzielbare Kraft. Das ist notwendig um im Alltag aber auch bei einem Gleichgewichtsverlust die Balance zu halten oder wiederzuerlangen. Wenn Sie bei einer Übung deutlich mehr Wiederholungen schaffen, können Sie vorsichtig mit Zusatzgewichten arbeiten. Führen Sie jede Übung zwei- bis dreimal pro Seite durch und machen Sie ein bis drei Minuten Pause zwischen den Übungen.

3.3 Wann sollten Sie üben und wann nicht?

Üben Sie nur in ausgeruhtem Zustand. Ein guter Zeitpunkt sind der Vormittag und der Nachmittag. Achten Sie darauf, dass Sie mindestens schon eine Stunde auf sind, und die letzte größere Mahlzeit eben solange zurück liegt. Stellen Sie sich zu Ihrem Übungsplatz ein Gefäß mit frischem Wasser, um in den Übungspausen trinken zu können.

Üben Sie nicht, wenn Sie noch einen Muskelkater von der letzten Trainingseinheit haben sollten.

Üben Sie nicht, wenn Sie sich krank, sehr müde, unwohl oder schwach fühlen.

Üben Sie nicht, wenn Ihr Blutdruck in Ruhe über 200/100 sein sollte.

Brechen Sie eine Übungseinheit ab, wenn Ihnen während der Einheit übel werden sollte, oder Sie sich in irgendeiner Form unwohl fühlen sollten.

Falls bei einer Gleichgewichtsübung Schwindel auftreten sollte, unterbrechen Sie die Übung und nehmen Sie kurz Platz. Kurzfristiger Schwindel kann immer wieder vorkommen und ist teilweise sogar zu erwarten (v. a. bei Übungen mit Kopfdrehungen).

4 Übungen für das Gleichgewicht

Harald Jansenberger

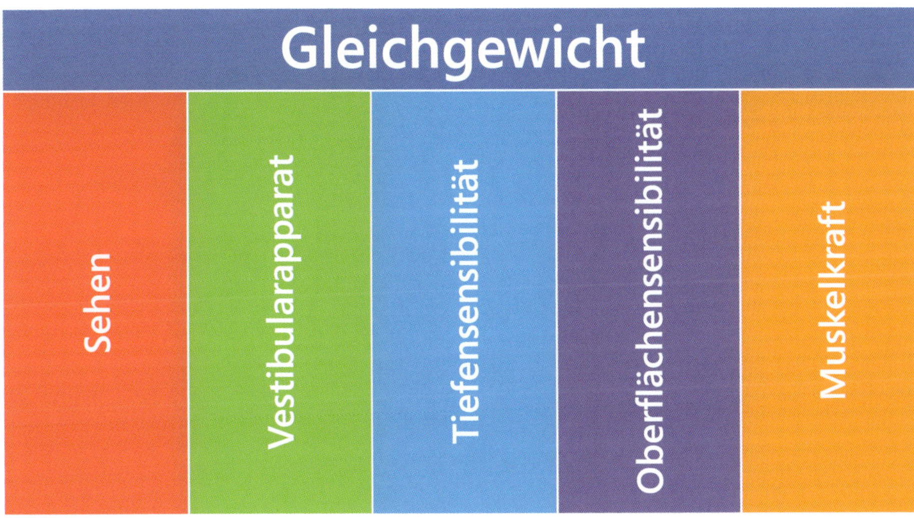

Die folgenden Übungen sind für das Gleichgewicht. Um selbstständig die Intensität anpassen zu können, sollten Sie einige Aspekte des Gleichgewichts verstehen. Das Gleichgewicht ist die am besten trainierbare körperliche Fähigkeit bis ins höchste Alter. Die hohe Trainierbarkeit ruht daher, dass das Gleichgewicht auf mehreren Säulen ruht. Diese Säulen sind das Sehen (= grobe Orientierung im Raum an senkrechten und waagrechten Linien), der Vestibularapparat (= Gleichgewichtsorgan im Innenohr), die Tiefensensibilität (= die Wahrnehmung über Sinnesfühler in der Muskulatur, Sehnen und Bänder) und die Oberflächensensibilität (= die Wahrnehmung über die Haut vor allem der Fußsohlen). Zusätzlich wird unser Gleichgewicht von Muskelkraft und Beweglichkeit beeinflusst. Diese Säulen arbeiten parallel und senden im Idealfall weitaus mehr an Information als wir benötigen, um im Gleichgewicht zu bleiben. Mit zunehmendem Alter nehmen aber die einzelnen Säulen in ihrer Funktion ab und vor allem das Sehen kompensiert Verluste in Tiefen- und Oberflächensensibilität. Daher fällt es auch sehr schwer mit geschlossenen Augen zu stehen oder gar zu gehen.
Um das Gleichgewicht gezielt zu trainieren, können die einzelnen Säulen schwerpunktartig trainiert werden. Dabei gilt: Je mehr Säulen ausgeschaltet oder reduziert werden, umso mehr profitieren die verbleibenden Säulen von der Übung.

Ein Beispiel:

- Bei Übung 1 der Standübung stehen Sie in schmalem Parallelstand und schließen die Augen, während die Hände griffbereit in der Nähe der Haltemöglichkeit gehalten werden. Durch die geschlossenen Augen müssen die verbleibenden Säulen mehr arbeiten, und Sie profitieren durch diese Übung für Situationen, bei denen schlechte Lichtverhältnisse herrschen.

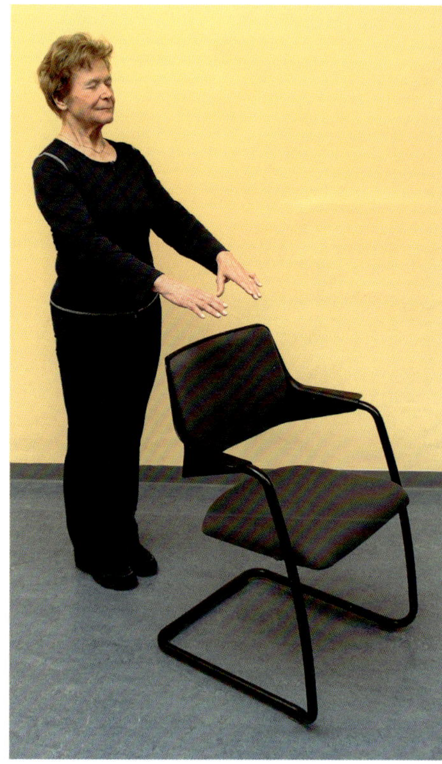

Standübung

Ziel: Verbesserung des statischen Gleichgewichts und Erhöhung der Standfestigkeit

- Bei dieser im Schwierigkeitsgrad stetig steigenden Übung werden zunehmend kleine Unterstützungsflächen als Intensivierung der Übung verwendet. Stellen Sie sich zunächst im etwa hüftbreiten Stand hin und versuchen sie das Gleichgewicht über 20 Sekunden zu halten.

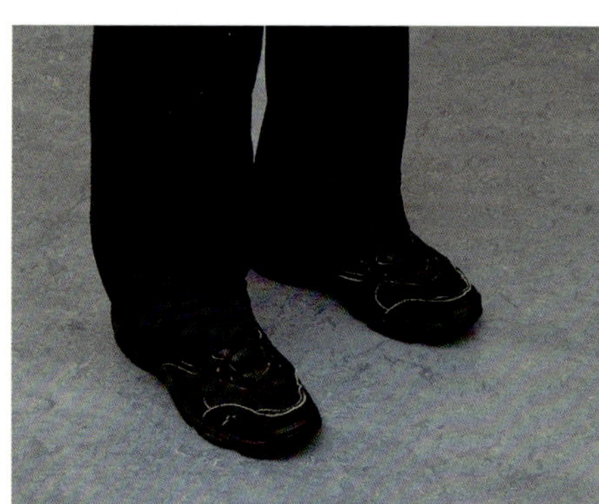

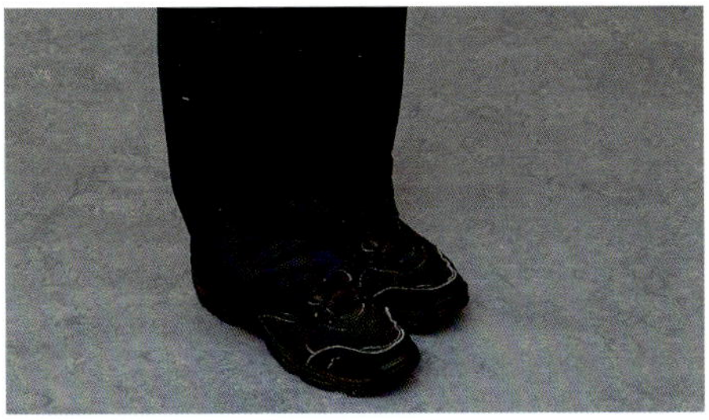

Fällt Ihnen das leicht, versuchen Sie nun die Füße näher zusammen zu bringen. Nehmen Sie einen engen Parallelstand ein, wobei sich die Innenseite der Füße berühren sollte. Versuchen Sie nun diese Position über 20 Sekunden zu halten.

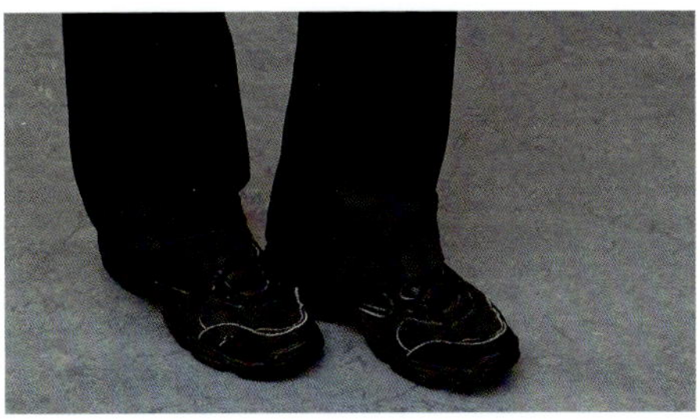

Fällt Ihnen diese Standposition leicht, versetzen Sie die Füße um eine halbe Fußlänge. Diese Standposition nennt sich Semi-Tandemstand. Versuchen Sie auch in dieser Position 20 Sekunden zu bleiben. Dann wechseln Sie die Seite.

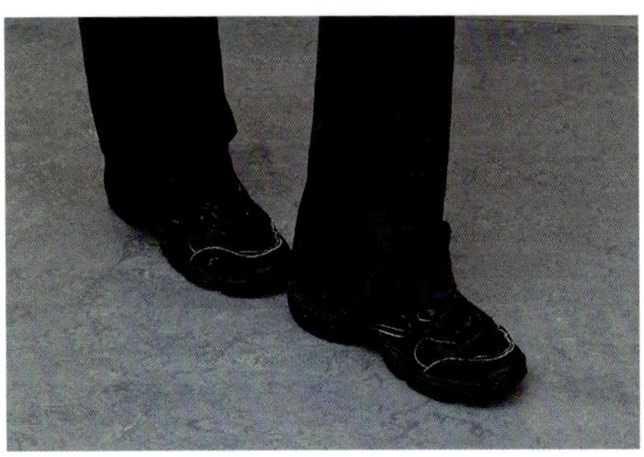

Falls Sie diese Standposition gemeistert haben, nehmen Sie den sogenannten Tandemstand ein. Dabei stellen Sie die Füße unmittelbar hintereinander auf, wobei sich die Ferse des vorderen und die Fußspitze des hinteren Fußes berühren. Achten Sie stets darauf, dass sich Ihre Hände in der Nähe der Haltemöglichkeit befinden.

Steigerungsmöglichkeiten und empfohlene Reihenfolge

1. Ein Auge schließen
2. Den Kopf während der Übung langsam links und rechts drehen
3. Heben Sie einen Arm und fixieren Sie mit den Augen die Hand. Bewegen Sie nun die Hand langsam hin und her und folgen Sie mit dem Blick der Hand
4. Füße auf eine leicht labile Unterlage stellen
5. Beide Augen schließen
6. Falls Sie Semitandemstand und Tandemstand gut beherrschen, können Sie versuchen in beiden Standpositionen jeweils den Vorfuß des vorderen Fußes und/oder die Ferse des hinteren Fußes zu heben.
7. Lassen Sie Ihren Blick „springen". Suchen Sie sich in Augenhöhe zwei Punkte (Befestigen Sie dazu z.B. zwei Karten an der Wand), die etwas breiter als schulterbreit auseinander liegen. Drehen Sie den Kopf rasch mit Ihrem Blick hin und her und versuchen Sie den Punkt kurz scharf zu stellen. Steigern Sie das Tempo.

Baum im Wind

Diese Übung dient zur Verbesserung des statischen Gleichgewichts und verbessert die Wahrnehmung des Körperschwerpunkts sowie der Grenzen der Standfläche. Achten Sie auch hier immer auf eine stabile Haltemöglichkeit!

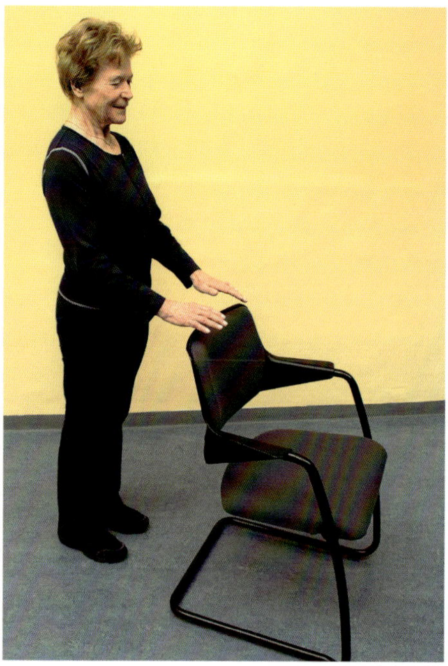

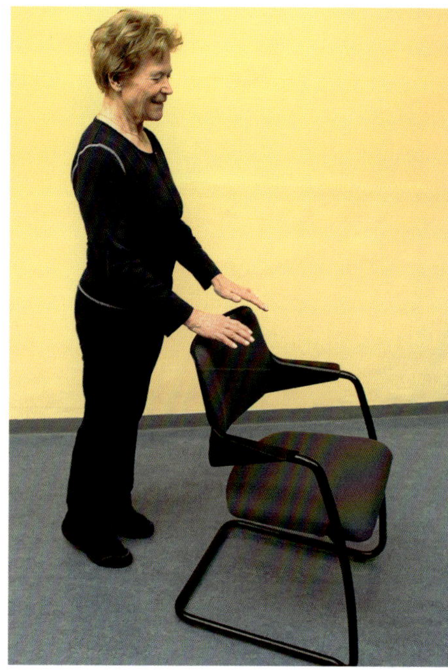

Im anfangs parallelen hüftbreiten Stand versuchen Sie den Körperschwerpunkt (das gefühlte Gewicht) innerhalb Ihrer Standfläche vor und zurück zu verlagern. Achten Sie dabei darauf, dass die Bewegung über Ihr Sprunggelenk erfolgt, während das Hüftgelenk stabil bleibt. Versuchen Sie das Gewicht soweit als möglich vor und auch wieder zurück zu verlagern, ohne das Gleichgewicht zu verlieren. (ACHTUNG: Verlagern Sie das Gewicht besonders langsam nach hinten, da es hier abrupt zu einem Gleichgewichtsverlust kommen kann!) Wenn Sie die Übung ohne Schwierigkeiten beherrschen, versuchen Sie vorsichtig Elemente zur Steigerung einzusetzen.

Steigerungsmöglichkeiten und empfohlene Reihenfolge

1. Füße geschlossen parallel
2. Ein Auge schließen
3. Den Kopf während der Übung langsam links und rechts drehen
4. Füße auf eine leicht labile Unterlage stellen
5. Beide Augen schließen

Schrittwippe

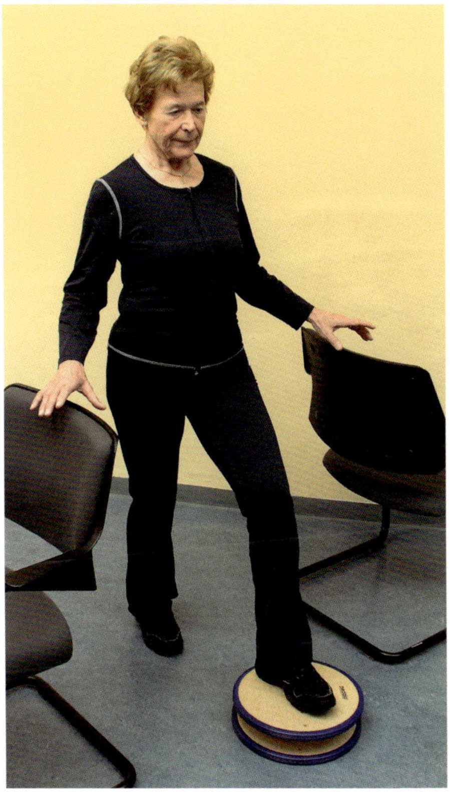

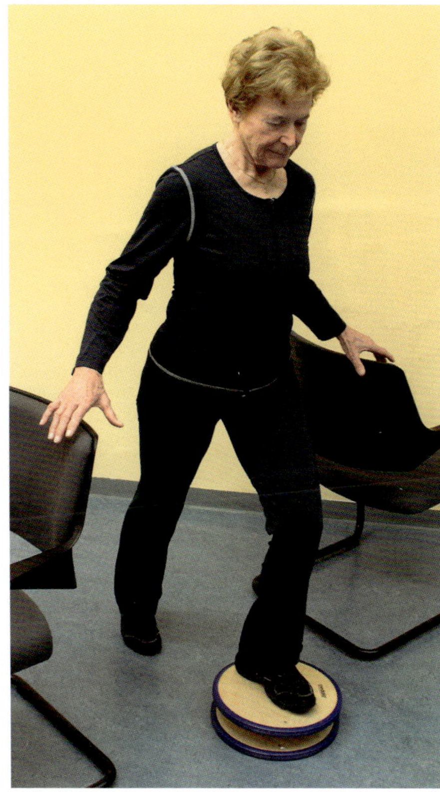

Sie stellen sich in Schrittstellung auf (eine für Sie angenehme Schrittlänge), dann beugen Sie beide Beine ganz leicht und beginnen langsam und gleichmäßig abwechselnd das vordere Bein und dann das hintere Bein zu belasten. Die Füße sollten nicht zu schmal hintereinander aufgestellt werden, achten Sie auf eine etwa hüftbreite Schrittbreite. Wichtig ist, dass die Bewegung kontrolliert also nicht zu hastig ausgeführt wird, um die Gewichtsverlagerung besser wahrnehmen zu können.

Steigerungsmöglichkeiten und empfohlene Reihenfolge

1. Schrittbreite etwas verringern
2. Ein Auge schließen
3. Den Kopf während der Übung langsam links und rechts drehen
4. Die Füße unmittelbar hintereinander aufstellen
5. Den vorderen Fuß oder beide Füße auf eine leicht labile Unterlage stellen (siehe Abbildung)
6. Beide Augen schließen

Zeitlupenschritte

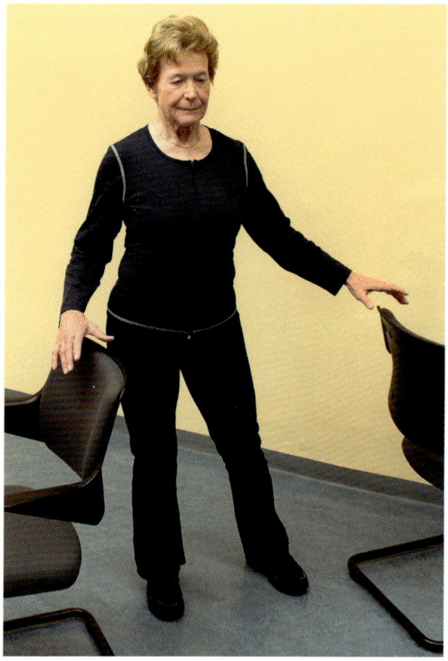

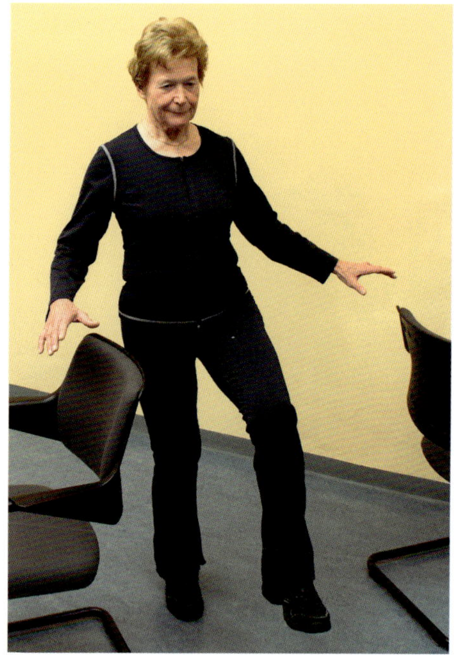

Bei den Zeitlupenschritten stellen Sie sich in etwa hüftbreit auf. Dann verlagern Sie das Gewicht vorsichtig auf das linke Bein (Siehe Übung „Baum im Wind"). Ist das rechte Bein völlig entlastet, heben Sie dieses vom Boden ab und bewegen es nach vorne, wobei Sie eine für sich angenehme Schrittgröße wählen. Der rechte Fuß wird nun mit der Ferse zuerst aufgesetzt und langsam belastet, bis der Großteil des Körpergewichts auf dem vorderen Fuß ruht. Dann wird das Gewicht wieder langsam zurückbewegt. Der rechte Fuß wird wieder gehoben, wenn er entlastet ist, und dann zur Ausgangsstellung zurückbewegt. Berührt der Fuß den Boden, wird das Gewicht wieder verlagert und die Übung beginnt mit der anderen Seite von vorne.

Steigerungsmöglichkeiten und empfohlene Reihenfolge

1. Ein Auge schließen
2. Den Kopf während der Übung langsam links und rechts drehen
3. Schritte auf eine labile Unterlage machen
4. Schritt über ein Hindernis durchführen (Siehe Übung „Schritt über ein Hindernis")
5. Beide Augen schließen (ohne Hindernis)
6. Legen Sie ein Blatt Papier vor sich auf den Boden und steigen sie wiederholt darauf und wieder herunter, ohne dass es sich bewegt.

Ziffernblatt

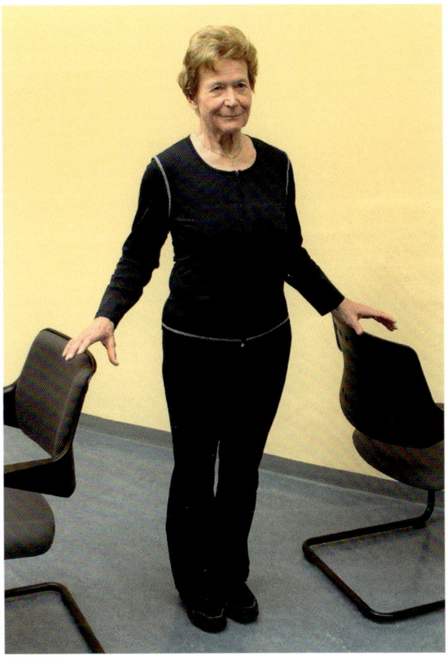

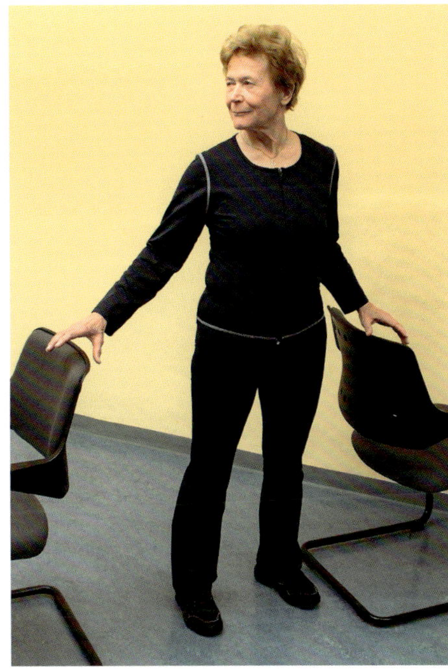

Sie stellen sich vor in der Mitte eines Ziffernblatts zu stehen. Vor Ihnen befindet sich die „12“, rechts von Ihnen die „3“, hinter Ihnen die „6“ und links von Ihnen die „9“. Sie machen nun langsame Schritte im Uhrzeigersinn zuerst auf zwölf Uhr. Sie kehren nach jedem Schritt immer wieder zur Mitte zurück. Das Standbein in der Mitte sollte dabei den Bodenkontakt nie verlieren.

Steigerungsmöglichkeiten und empfohlene Reihenfolge

1. Zusätzlich rückwärts zählen ohne die Bewegung zu unterbrechen
2. Versuchen Sie die Schritte so schnell Sie sich sicher fühlen
3. Versuchen Sie die Schritte in Zeitlupe
4. Beim Schritt vorwärts den Kopf heben. Bei den Schritten links/rechts jeweils in die andere Richtung blicken
5. Schließen Sie ein Auge
6. Schritte auf einer labilen Unterlage starten
7. Beide Augen schließen (ohne labile Unterlage)
8. „Drehen“ Sie das Ziffernblatt. Z. B.: Die „3“ ist nun vorne. Sagen Sie sich selbst Zeiten (Richtungen) an, und versuchen Sie sich auf dem gedrehten Ziffernblatt zurechtzufinden.

Zonensteigen

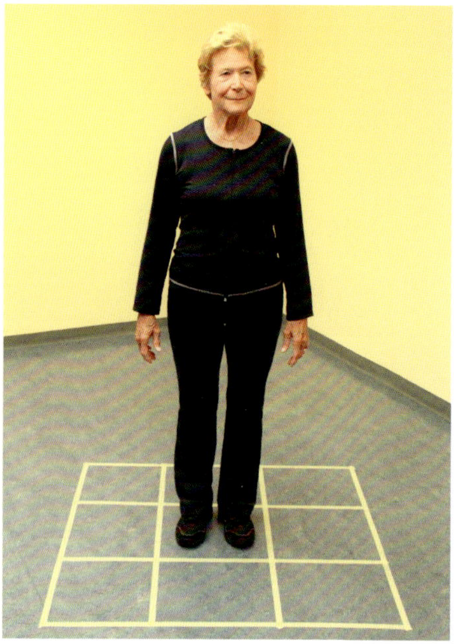

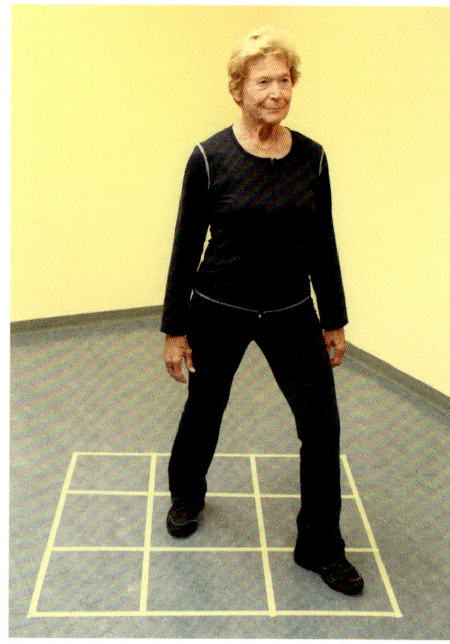

Es werden drei Reihen Quadrate (ca. 30 x 30 cm) in einem großen Quadrat aufgeklebt, die Sie dann im Gehen zu bewältigen haben. Sie können allerdings auch einen Fließenboden nehmen, falls die Fließen entsprechend groß sind. Stellen Sie sich in ein Quadrat ihrer Wahl und gehen Sie nun durch die Quadrate durch, ohne die Ränder zu berühren. Funktioniert das, können Sie folgende Schrittvariationen durchprobieren.

Steigerungsmöglichkeiten und empfohlene Reihenfolge

1. Schritte nur in diagonale Kästchen von der Mitte aus und wieder zurück.
2. Schritte nur in mit einer Seite an die Mitte angrenzende Kästchen und zurück.
3. Im Uhrzeigersinn von Kästchen zu Kästchen gehen.
4. Im mittleren Kästchen stehend, mit einem Fuß die anderen Kästchen antippen.
5. Viertel-Drehungen links und rechts nur die diagonalen Kästchen benutzend
6. Drehen Sie den Kopf bei Schritten nach vorne zur Seite des bewegten Beines, und bei Schritten zur Seite gegen die Bewegungsrichtung
7. Kognitiv: Geben Sie den Kästchen Nummern von 1 bis 9. Versuchen Sie nun möglichst rasch Zahlenfolgen abzugehen. Z. B.: Gehen Sie bei 1-4-6-3 rasch von Kästchen 1 in Kästchen 4 usw.
8. Benennen Sie die Kästchen mit Farben und versuchen Sie die Übung wie Steigerung 7 nur mit Farbfolgen. Z. B.: Gehen Sie von Kästchen blau in Kästchen gelb ...

Schritt auf labile Unterlage

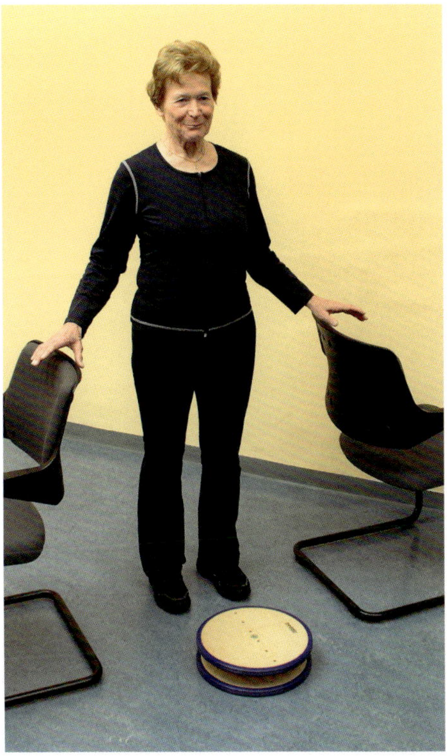

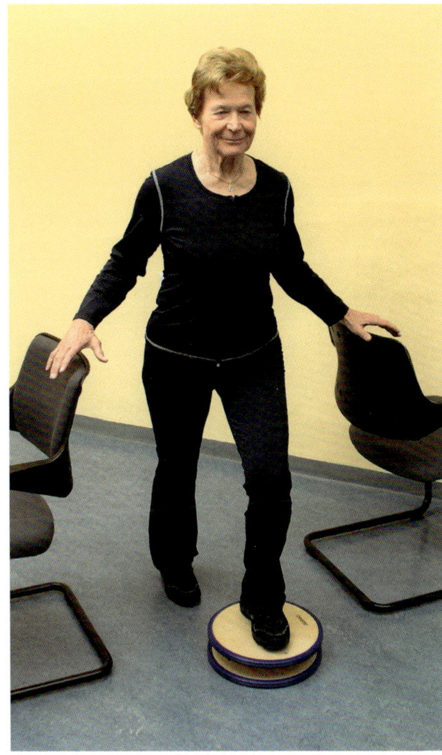

Sie legen vor sich eine leicht labile Unterlage auf. Versuchen Sie nun wiederholt einen Schritt rechts und links auf die labile Unterlage zu machen. Sie verlagern das Gewicht beim Schritt auf das bewegte Bein, lösen das Standbein aber nicht vom Boden. Achten Sie bei der Wahl der labilen/instabilen Unterlage darauf, dass diese nicht wegrutscht. Das wird durch eine rutschhemmende Unterlage oder idealerweise durch eine Standplatte gewährleistet (siehe Abbildung).

Steigerungsmöglichkeiten und empfohlene Reihenfolge

1. Versuchen Sie die Schritte in Zeitlupe
2. Kopfdrehungen links und rechts
3. Ein Auge schließen
4. Machen Sie einen kompletten Schritt. D. h. Stellen Sie einen Fuß auf die instabile Unterlage, und führen Sie mit dem anderen Fuß wiederholt einen Schritt über die Unterlage aus.

Schritt über Hindernis

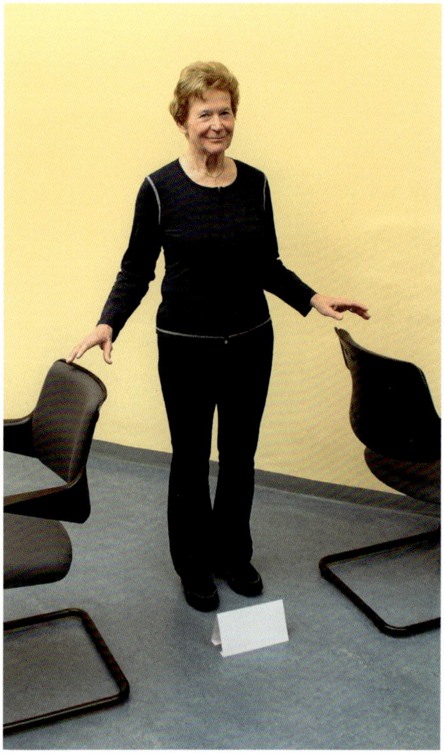

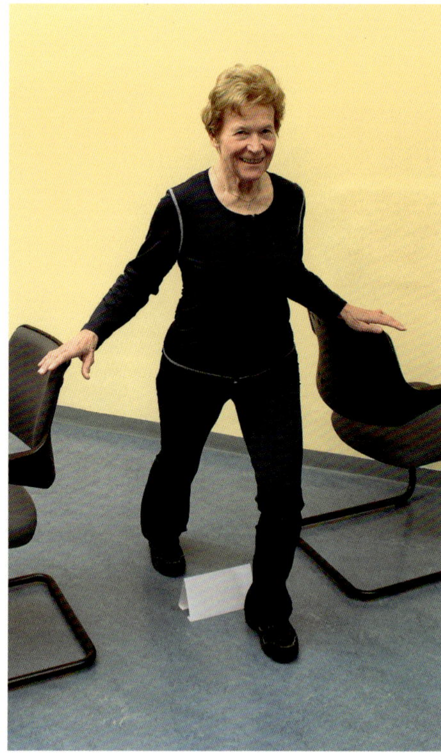

Sie falten sich wie abgebildet ein Blatt Papier und legen es auf den Boden, sodass ein Hindernis entsteht. Versuchen Sie nun wiederholt über das Hindernis sowohl vorwärts als auch rückwärts zu steigen. Achten Sie dabei darauf zunehmend knapp über das Hindernis zu steigen, um das Ausmaß der Erhöhung besser wahrzunehmen.

Steigerungsmöglichkeiten und empfohlene Reihenfolge

1. Versuchen Sie die Schritte in Zeitlupe
2. Legen Sie mehrere Hindernisse hintereinander
3. Ein Auge schließen
4. Variieren Sie die Höhe der Hindernisse (verwenden Sie z. B. Bücher, die Sie aufstellen).
5. Blicken Sie zuerst kurz auf das Hindernis. Sehen Sie nun bewusst nicht nach unten und versuchen Sie über das Hindernis zu steigen, ohne es umzuwerfen.

Schritt auf eine Stufe

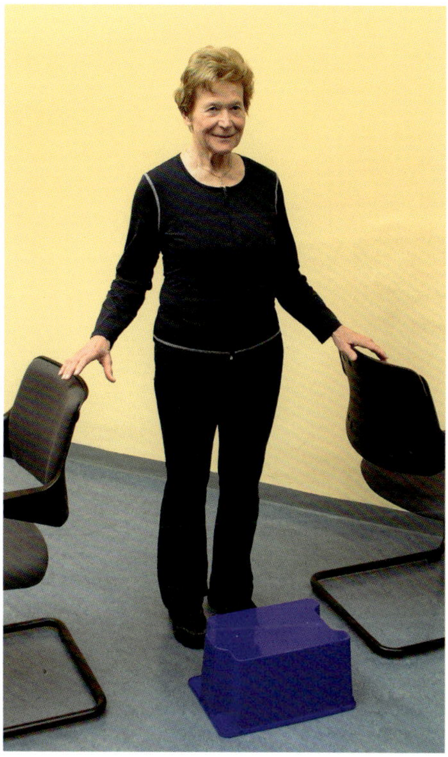

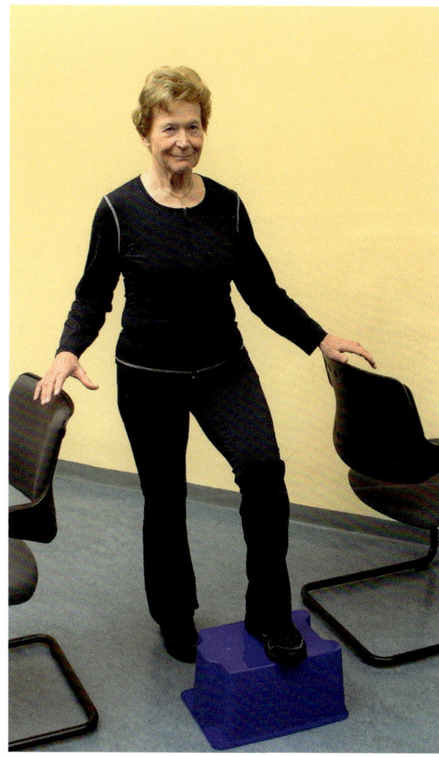

Stellen Sie sich vor eine Stufe oder legen Sie eine Schuhschachtel vor sich auf. Versuchen Sie nun wiederholt abwechselnd den linken und den rechten Fuß auf die Stufe zu stellen, ohne diesen zu belasten. Achten Sie dabei auf die Kontrolle Ihrer Bewegung und versuchen Sie den Fuß präzise und langsam zu bewegen.

Steigerungsmöglichkeiten und empfohlene Reihenfolge

1. Versuchen Sie zu zählen ohne die Bewegung zu unterbrechen
2. Versuchen Sie die Schritte in Zeitlupe
3. Versuchen Sie die Schritte in möglichst hoher Frequenz.
4. Kopfdrehungen links und rechts
5. Ein Auge schließen
6. Treppab: Stellen Sie sich auf die unterste Stufe eines Treppenhauses mit Handlauf und versuchen Sie abwechselnd links und rechts mit dem Fuß nach unten zu tippen, so als ob Sie mit den Füßen die Wassertemperatur prüfen würden.

5 Übungen für die Kraft

Harald Jansenberger

Eine ausreichende Muskelkraft ist notwendig für die Bewältigung des Alltags. Besonders die Beine tragen den gesamten Tag das Körpergewicht und sind gemeinsam mit dem Gleichgewicht dafür verantwortlich, dass wir uns sicher fortbewegen können. Daher ist es unbedingt notwendig durch regelmäßiges Krafttraining das Bewältigen alltäglicher Situationen weiterhin möglich und sogar leichter zu machen. In aktuellen Empfehlungen zum Training bei älteren Menschen wird das Krafttraining besonders betont. Dabei sollten die Übungen so intensiv gewählt werden, dass die Bewegung 10–15 x möglich ist.

Kniebeuge

Die Kniebeuge ist eine einfach durchzuführende aber doch sehr anstrengende Übung zur Verbesserung der Beinkraft. Stellen Sie sich vor Ihren Stuhl. Beugen Sie nun beide Beine als ob Sie sich setzen wollten. Versuchen Sie den Rücken gerade, die Knie bei konstantem Abstand parallel und die Knie nicht deutlich vor den Fußspitzen zu halten. Beugen Sie die Beine nur soweit es Ihnen schmerzfrei möglich ist.

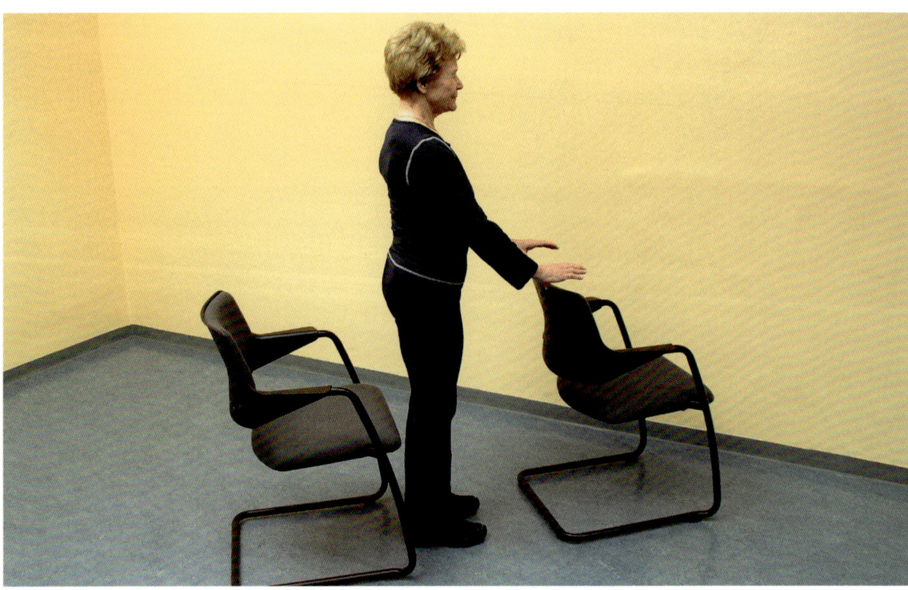

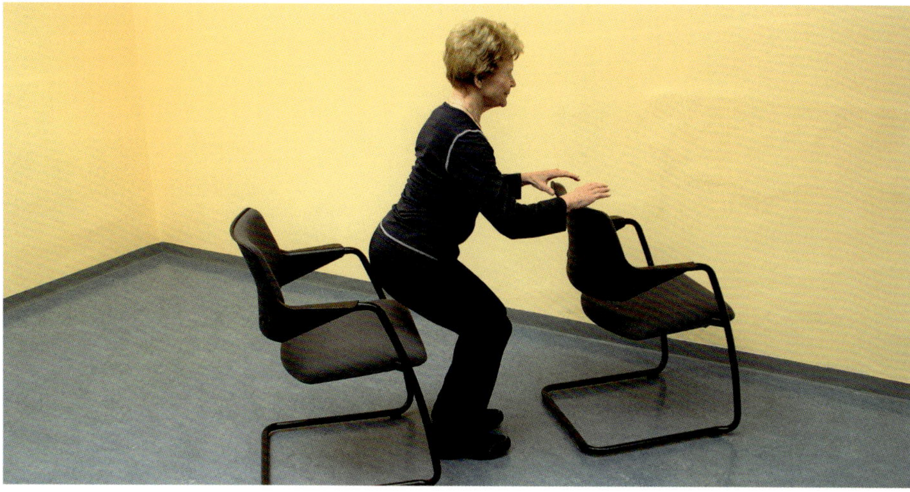

Steigerungsmöglichkeiten und empfohlene Reihenfolge

1. Versuchen Sie den Bewegungsumfang zu steigern bis Ihr Gesäß die Sitzfläche leicht berührt
2. Versuchen Sie die Übung gänzlich ohne Festhalten
3. Stellen Sie sich auf eine labile Unterlage
4. Beugen Sie die Beine langsam und strecken Sie die Beine möglichst flott, ohne die Knie völlig durchzustrecken
5. Kombinieren Sie die Übungen Kniebeuge und Wadenheben:
   Beim Aufstehen stellen Sie sich gegen Ende der Streckung der Beine auf die Fußballen. Beim Setzen verlagern Sie das Gewicht auf die Ferse.
6. Erhöhen Sie die Intensität, indem Sie ein Bein etwas nach vorne stellen. Das andere Bein trägt nun das Hauptgewicht beim Aufstehen. Achten Sie weiterhin auf Ihre Beinachse.
7. Versuchen Sie besonders schnell aufzustehen und leicht zu springen. Achten Sie aber auf eine weiche Landung!

Ausfallschritt

Diese Übung dient zur Verbesserung der Beinkraft. Stellen Sie sich zwischen zwei Stühle. Legen Sie beide Hände auf die Lehnen und machen Sie mit einem Bein einen Schritt nach hinten. Belasten Sie das vordere Bein und lösen Sie die Ferse des hinteren Fußes vom Boden. Versuchen Sie nun die Beine zu beugen. Beugen Sie Ihre Beine nur so weit, so lange es schmerzfrei möglich ist. Dabei sollte das vordere Knie nicht deutlich über die Fußspitze des vorderen Fußes hinausragen. Falls es Ihnen möglich ist, versuchen Sie die Übung ohne sich festzuhalten.

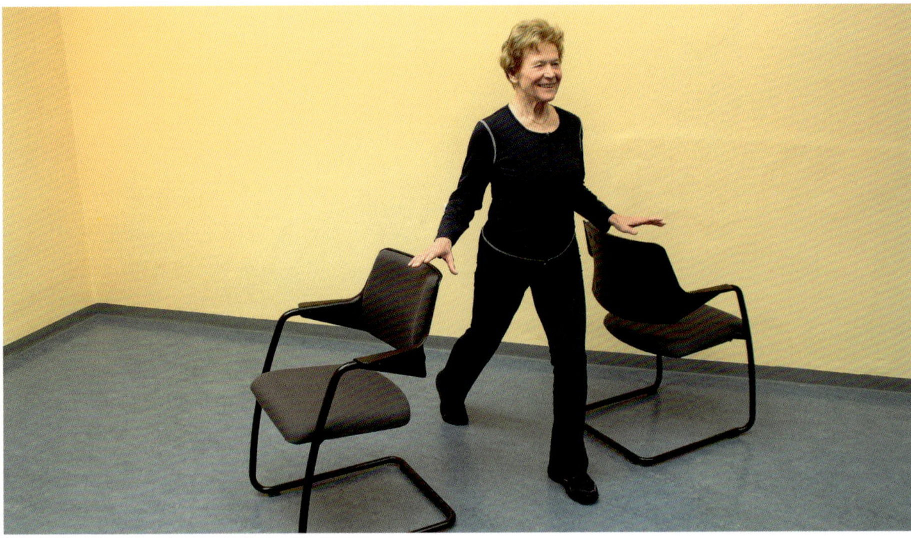

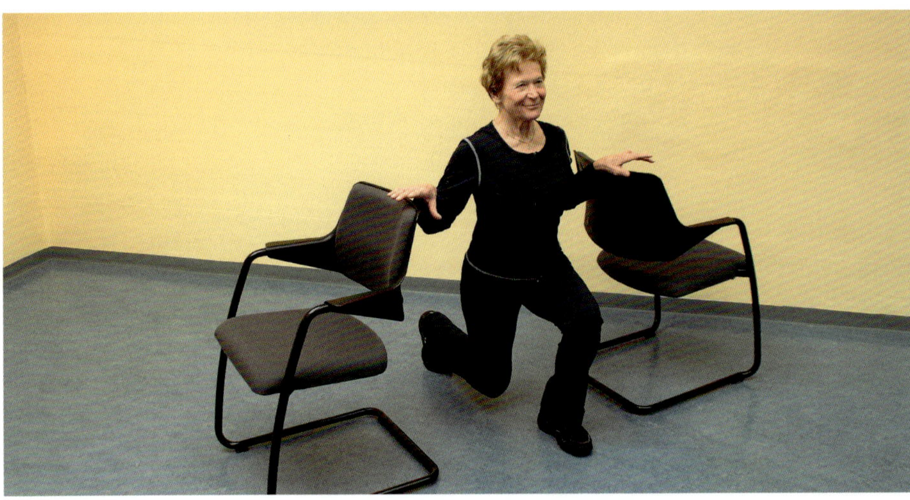

Steigerungsmöglichkeiten und empfohlene Reihenfolge

1. Versuchen Sie den Bewegungsumfang zu steigern bis Ihre Knie am tiefsten Punkt 90° gebeugt sind
2. Versuchen Sie die Übung gänzlich ohne Festhalten
3. Stellen Sie sich mit dem vorderen Fuß auf eine labile Unterlage
4. Beugen Sie die Beine langsam und strecken Sie die Beine möglichst flott, ohne die Knie völlig durchzustrecken
5. Starten Sie im Parallelstand und setzen Sie abwechselnd ein Bein nach vorne in den Ausfallschritt. Erhöhen Sei langsam das Tempo!

Wadenheben

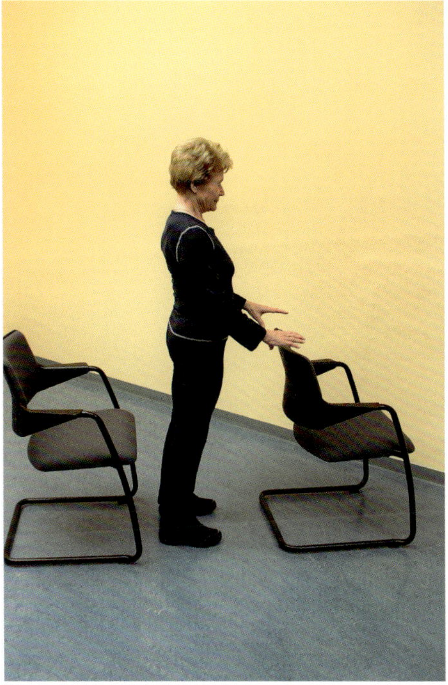

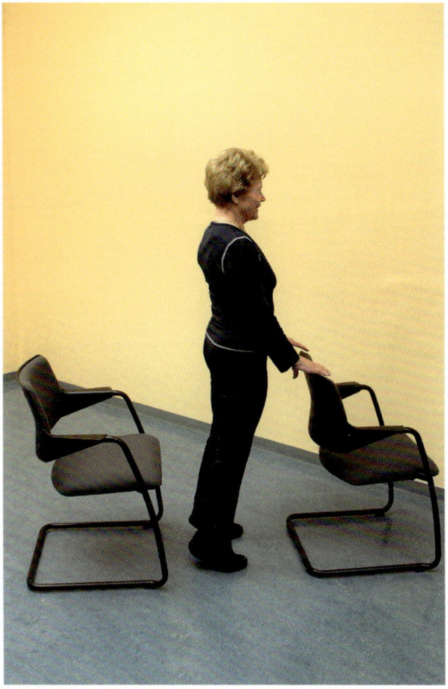

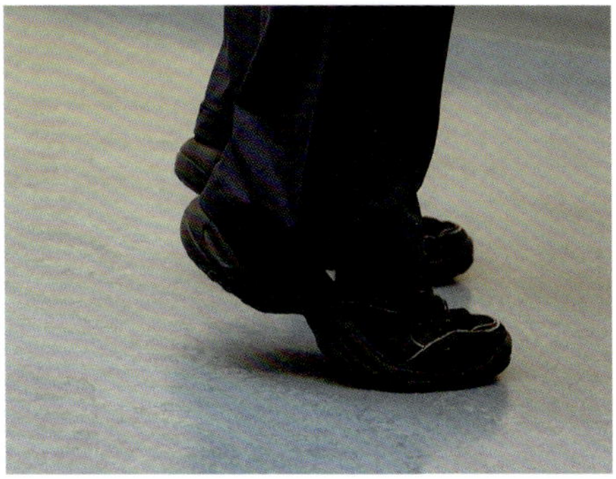

Stellen Sie sich hinter Ihren Stuhl, legen Sie die Hände unbelastet zur Sicherheit auf die Lehne vor Ihnen. Heben Sie nun die Fersen wiederholt vom Boden ab, wobei die Fersen während der Übung den Boden nicht berühren sollten, um die Spannung nicht zu verlieren.

Steigerungsmöglichkeiten und empfohlene Reihenfolge

1. Stellen Sie sich auf eine stabile leichte Erhöhung (z. B. ein Brett), um den Bewegungsumfang zu erhöhen
2. Belasten Sie ein Bein mehr als das andere und wechseln Sie dann die Seite
3. Führen Sie die Übung einbeinig durch

Vorfußheben

Bei dieser Übung sitzen Sie am vorderen Drittel der Sitzfläche Ihres Stuhls. Stellen Sie den linken Fuß auf den Boden. Die rechte Ferse wird nun auf den linken Vorfuß gelegt. Heben Sie nun wiederholt den linken Vorfuß ab. Das rechte Bein dient nun als Gewicht, gegen das der linke Vorfuß gehoben wird. Sie können die Übung intensivieren, wenn Sie aktiv mit dem oberen Fuß hinunterdrücken. Die Übung wird auf der anderen Seite wiederholt.

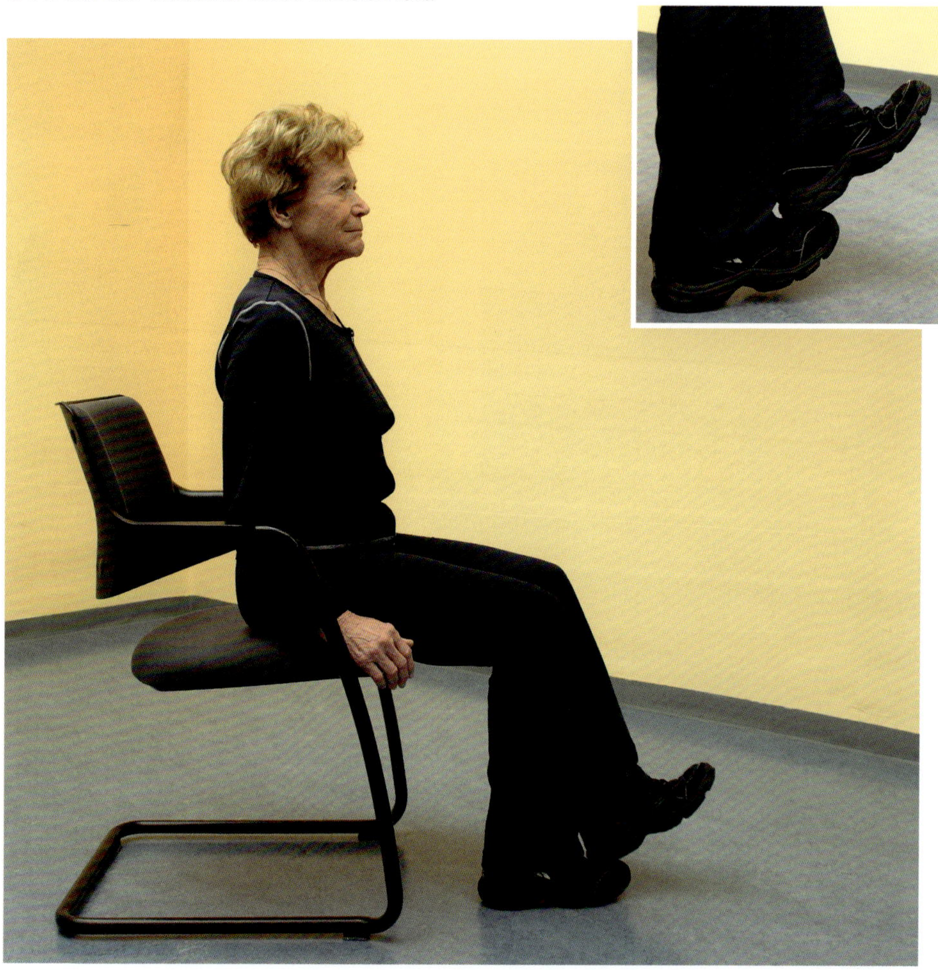

Steigerungsmöglichkeiten und empfohlene Reihenfolge

1. Der obere Fuß drückt aktiv nach unten

Liegestütz an der Wand

Bei dieser Übung benötigen Sie eine freie Wand, einen Handlauf oder einen Tisch. Stützen Sie sich gegen die Wand und versuchen Sie mit Ihrem Körper eine Gerade zu bilden. Die Arme sind etwas breiter als schulterbreit in Brusthöhe an der Wand. Sie müssen vor allem die Bauchmuskulatur anspannen. Beugen Sie nun wiederholt die Arme und strecken sie diese wieder. Falls diese Übung zu leicht sein sollte, können Sie die Übung auch am Tisch oder am Handlauf ausführen.

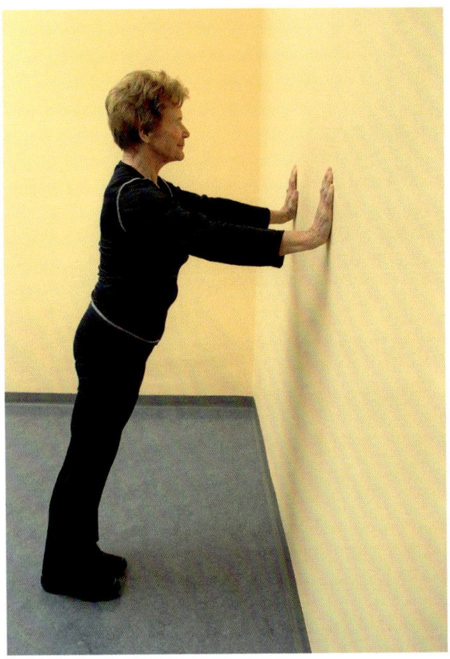

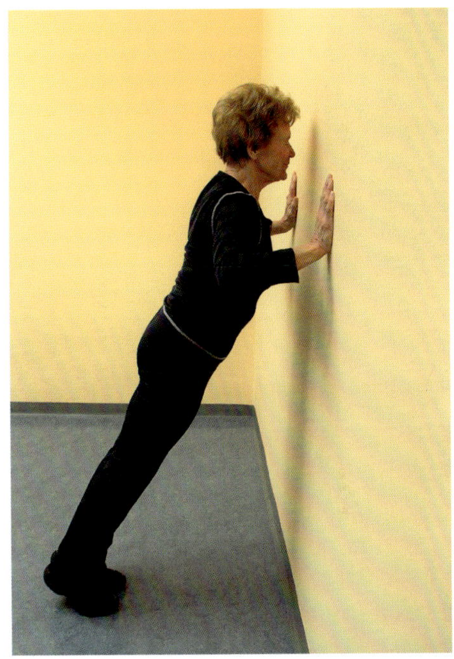

Steigerungsmöglichkeiten und empfohlene Reihenfolge

1. Beugen Sie die Arme langsam und strecken Sie die Arme möglichst schnell, ohne die Ellbogen zu überstrecken
2. Führen Sie die Übung auf einen Tisch gestützt aus

Rudern mit dem Theraband

Diese Übung dient als Ausgleichsübung einer verbesserten Oberkörperaufrichtung. Das Theraband wird an einer stabilen Möglichkeit (z. B.: Türschnalle) befestigt. Sie setzen sich auf einen Stuhl im vorderen Drittel der Sitzfläche und beugen und strecken die Arme wiederholt. Achten Sie dabei darauf, dass die Schultern während der gesamten Übung nach hinten unten gezogen werden.

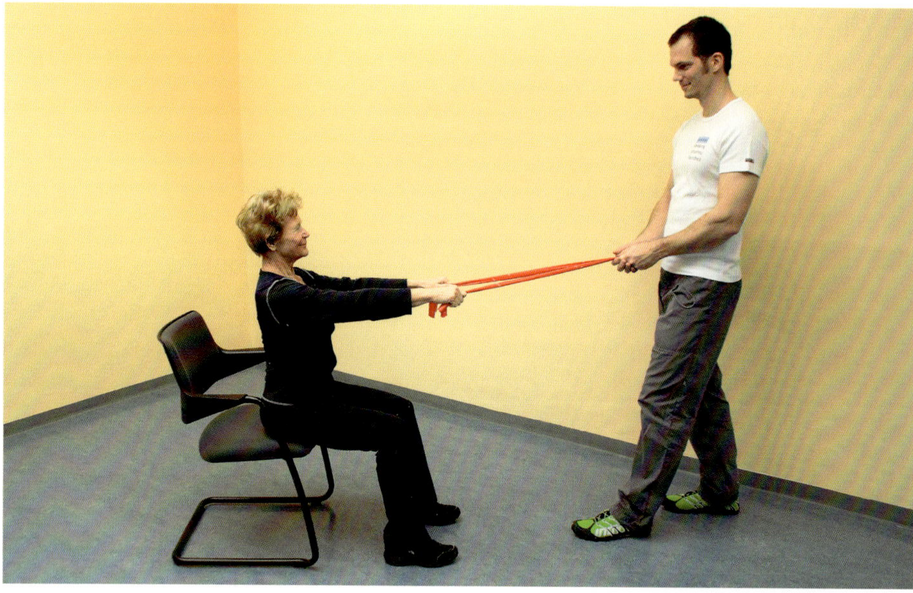

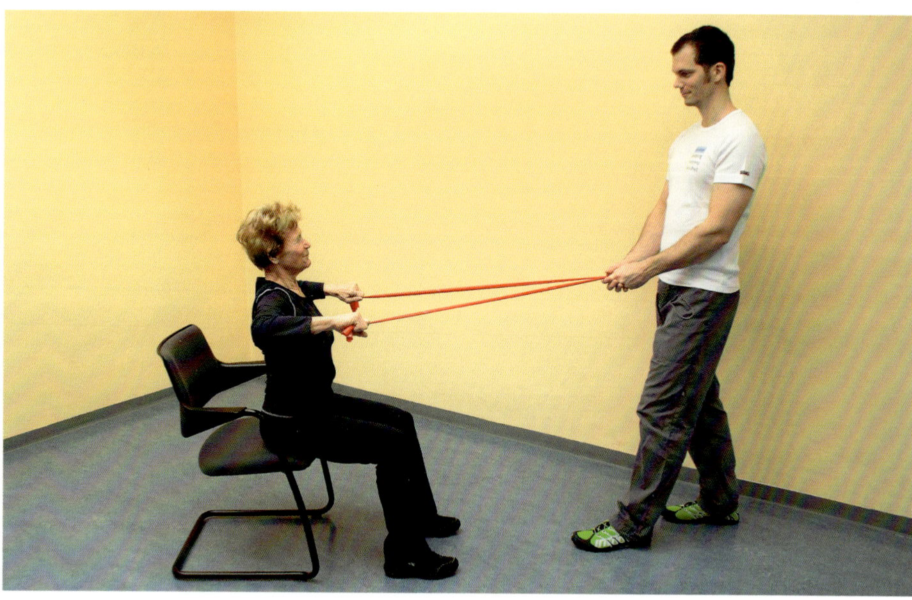

Steigerungsmöglichkeiten und empfohlene Reihenfolge

1. Steigern Sie die Intensität durch ein stärkeres Band oder durch Verdoppeln des Bandes
2. Führen Sie die Übung (wenn Sie sich sicher fühlen) im Stehen aus

Kreuzheben

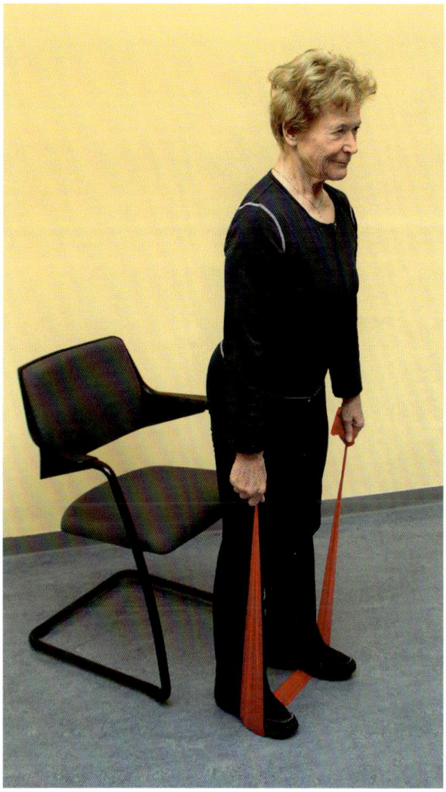

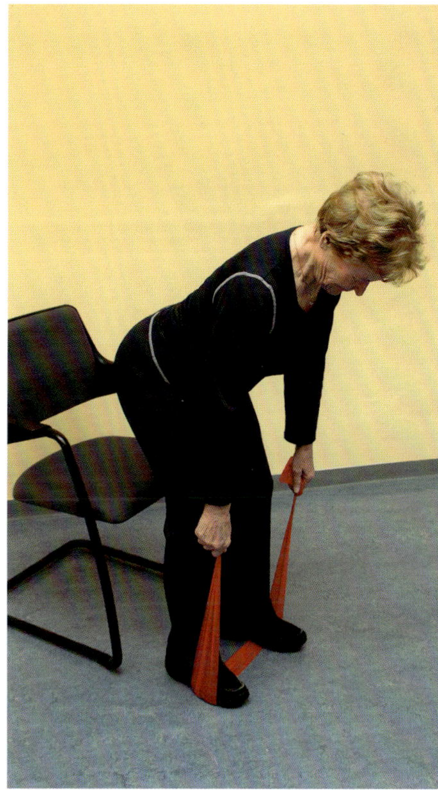

Sie stellen sich aufrecht hin. Beugen Sie nun die Hüfte, wobei Sie versuchen den Rücken gerade zu halten. Die Arme werden dabei vor der Brust überkreuzt. Der Blick ist schräg nach vorne unten gerichtet, wobei der Kopf in neutraler Stellung gehalten werden sollte. Richten Sie sich nun wieder auf und wiederholen Sie die Bewegung mehrmals. Fällt Ihnen die Übung sehr leicht, können Sie ein Theraband als Widerstand benutzen.

Steigerungsmöglichkeiten und empfohlene Reihenfolge

1. Verwenden Sie für die Übung ein Theraband (siehe Abbildung)
2. Versuchen Sie die Übung mit der Armhaltung „Hände an den Schläfen"
3. Führen Sie die Übung auf einer labilen Unterlage stehend aus

Rumpfrotation stehend (Rumpfmuskulatur)

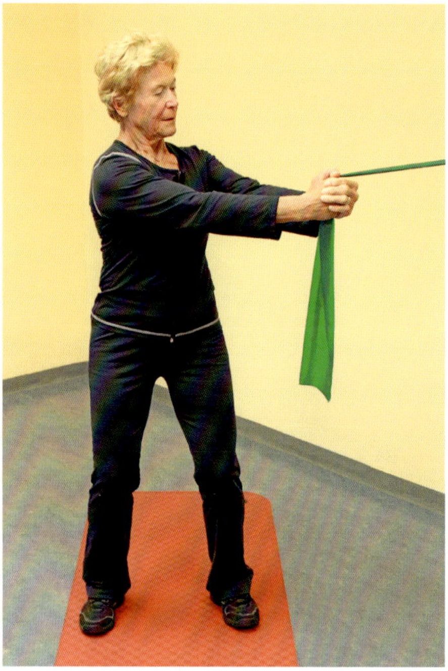

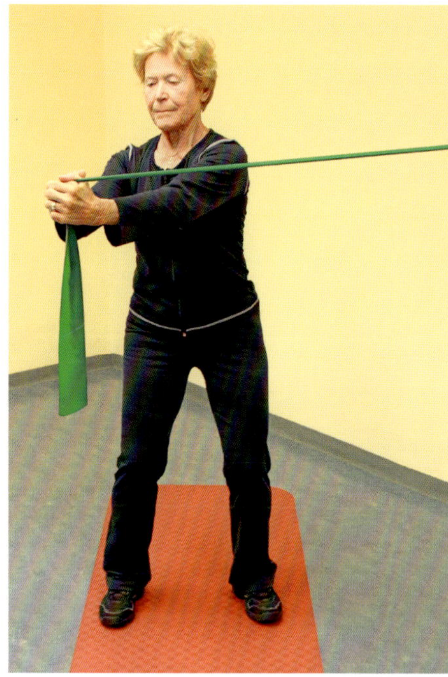

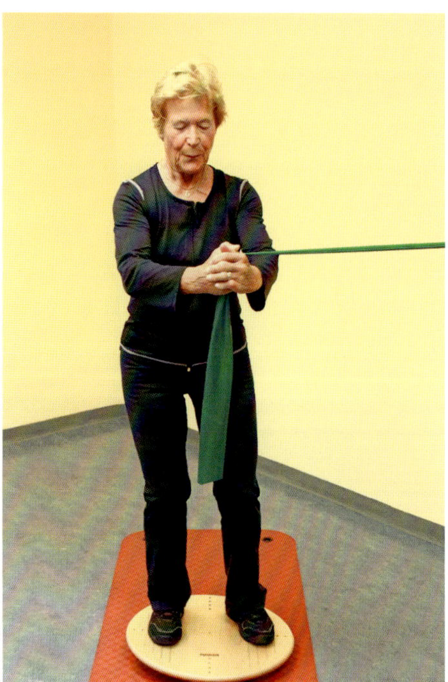

Aus der stabilen Ausgangsstellung werden die gestreckten Arme zur Seite bewegt, das geschieht unter leichtem Zug des Therabandes (befestigt an der Türschnalle). Die daraus entstehende Oberkörperrotation sollte mit möglichst stabilem Becken durchgeführt werden. Ist die Endposition erreicht, wird die Bewegung wieder bis zur Ausgangsstellung zurückgeführt und mehrmals wiederholt. Achten Sie dabei darauf, dass die Schultern tief gehalten werden und die Rotation nicht durch eine Bewegung im Becken oder durch ein Abwinkeln der Arme übermäßig verstärkt wird. Dadurch ist zwar keine Problematik zu erwarten, diese Kompensationsarten senken aber die Effektivität für die Bauchmuskeln. Zur Steigerung können Sie auf einer instabilen Unterlage stehen.

Nackendrücken

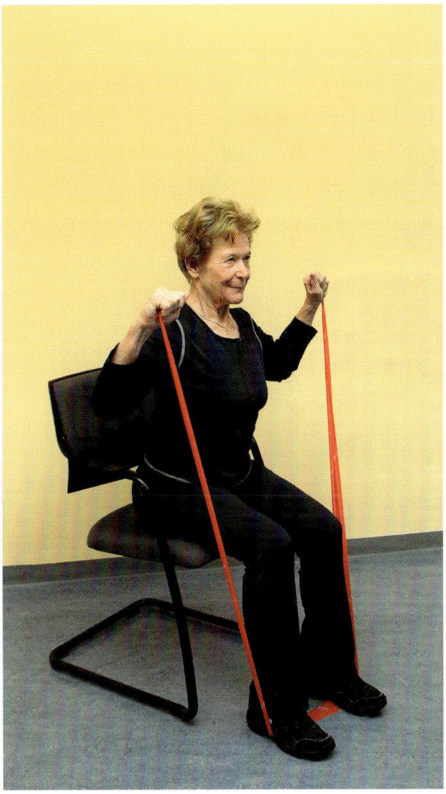

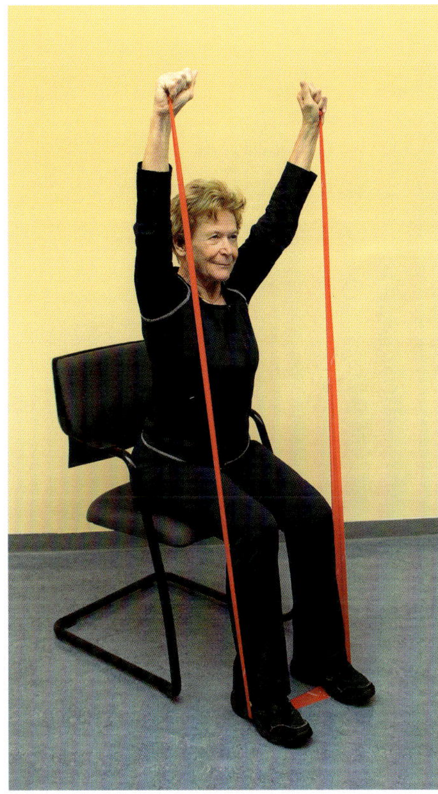

Diese Übung dient zur Kräftigung der Armstreck- und Schultermuskulatur. Dabei werden Tätigkeiten über Kopf simuliert und durch den Trainingseffekt erleichtert. Auf einem Stuhl sitzend nehmen Sie die Arme in die abgebildete Position. Strecken Sie nun die Arme wiederholt nach oben und achten Sie darauf, dass die Schultern tief bleiben. Als Zusatzgewicht können Sie ein Theraband, auf dem Sie sitzen, Hanteln oder kleine Wasserflaschen nehmen. Falls Sie unter Verspannungen im Nacken leiden, achten Sie besonders auf tief gehaltene Schultern und lassen Sie die Übung bei Beschwerden lieber aus.

Steigerungsmöglichkeiten und empfohlene Reihenfolge

1. Verwenden Sie für die Übung ein Zusatzgewicht
2. Versuchen Sie die Übung im Stehen
3. Führen Sie die Übung auf einer labilen Unterlage stehend aus

Bauchübung

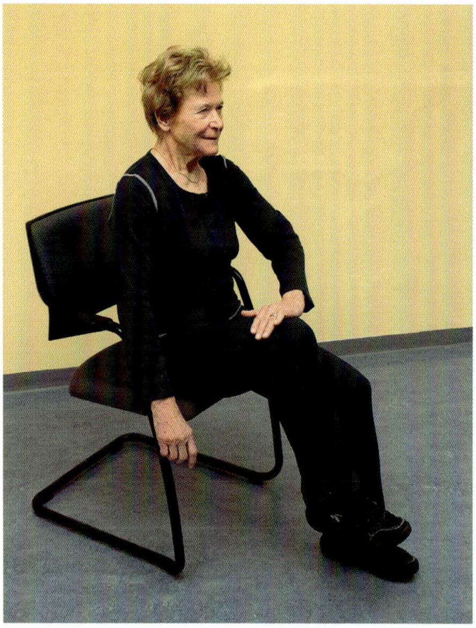

◂ Auf dem Stuhl sitzend werden abwechselnd das linke und das rechte Bein gehoben. Drücken Sie jeweils mit der gegenüberliegenden Hand gegen den Oberschenkel des gehobenen Beines. Versuchen Sie bei leicht rundem Oberkörper mit dem Bein gegen den Armdruck zu arbeiten, dadurch kommt es unter anderem zu einer Anspannung der Bauchmuskulatur.

Steigerungsmöglichkeiten und empfohlene Reihenfolge

1. Steigern Sie die Intensität der Übung durch einen größeren Druck der Arme: Drücken Sie mit beiden Armen gegen einen Oberschenkel

6 Übungen für die Selbsteinschätzung

Harald Jansenberger

Die richtige Selbsteinschätzung entscheidet über das erfolgreiche Meistern einer Situation oder das Scheitern. Daher muss an der Selbsteinschätzung unbedingt gearbeitet werden. Der eigene Körper verändert sich mit zunehmendem Lebensalter, was zur Folge hat, dass sich auch die Fähigkeit Situationen zu meistern, verändert. Um Fehleinschätzungen zu vermeiden, stehen diese Übungen für einfache Alltagsanforderungen, und helfen Unsicherheiten zu vermeiden. Dabei ist es besonders wichtig die eigenen Grenzen in sicherem Übungsrahmen zu erkennen, zu erleben, und sich daran anzupassen. Dabei geschieht oft die Überraschung, was man eigentlich (noch) erreichen kann, und die Freude über zurückgewonnenes Selbstvertrauen!

Sternschritt

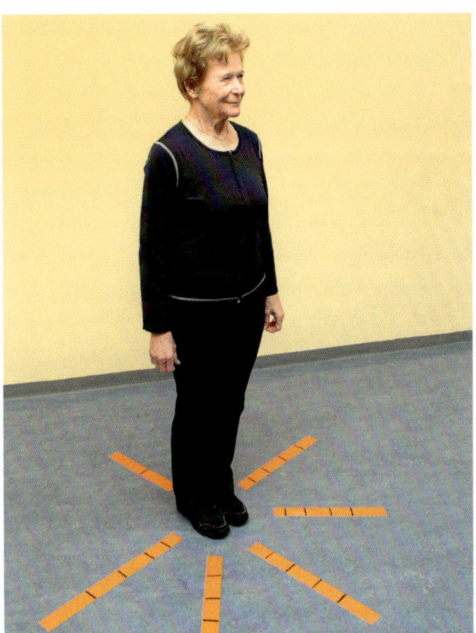

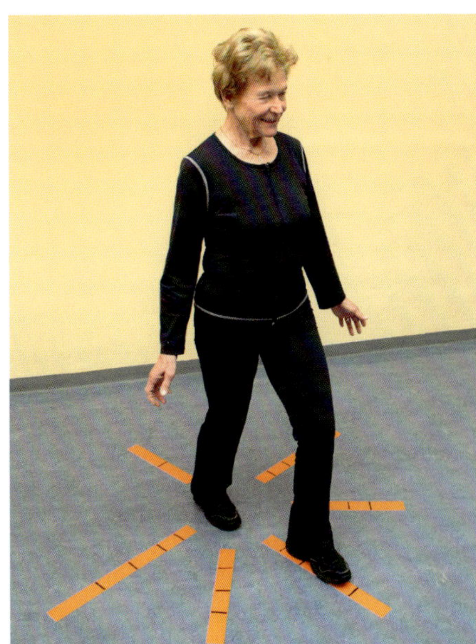

Markieren Sie sich auf Ihrem Übungsplatz mit Klebeband einen Stern am Boden. Falls Sie Probleme damit haben sollten, lassen Sie sich von einem Angehörigen diese Markierung machen. Zusätzlich sollten auf den Klebebändern im Abstand von 3–5 cm gut sichtbare Quermarkierungen aufgemalt werden. Bei dieser Übung versuchen Sie anfangs nur nach vorne einen Schritt zu machen, und wieder in die Ausgangsposition zurück zu kehren. Versuchen Sie sich vor jedem Schritt einzuschätzen, ob die von Ihnen geplante Distanz möglich ist. Nicht die maximale Weite des Schritts ist das Ziel sondern die richtige Einschätzung. Wenn Sie sich sicher fühlen, führen Sie die Übung auch zur Seite durch. Für Schritte rückwärts, sollten Sie jedenfalls eine Hilfsperson zur Seite haben. Wenn Sie die Übung gut beherrschen, versuchen Sie die Schritte möglichst flott durchzuführen. Kehren Sie immer zur Ausgangsposition zurück.

Erreichen

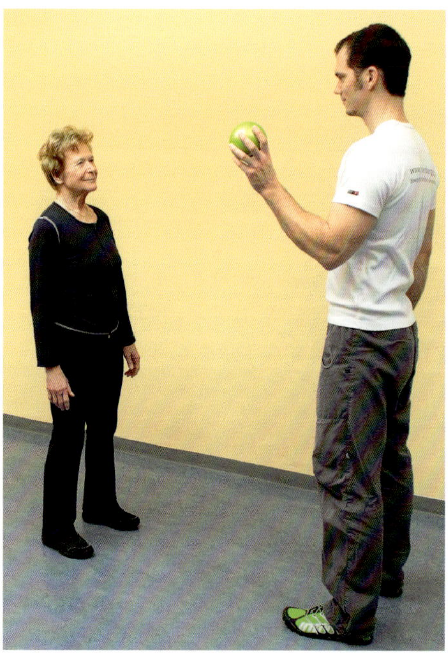

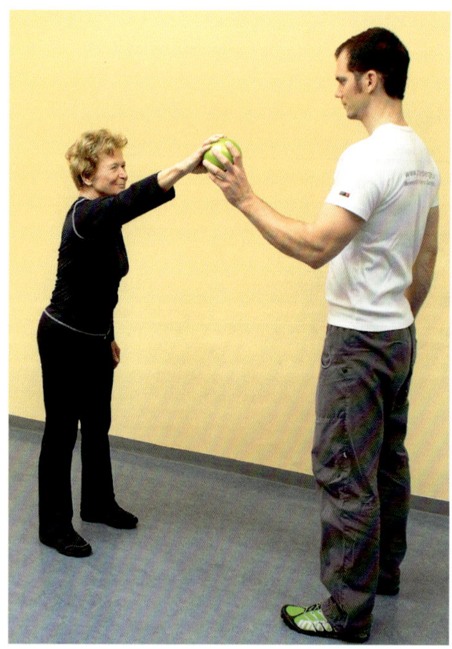

Diese Übung eignet sich sehr gut als Partnerübung, bei der sich die Partner gegenseitig Distanzen vorgeben, um etwas zu erreichen, (siehe Abbildungen). Falls Sie die Übung alleine durchführen, stellen Sie sich vor einem Tisch auf und legen Sie mehrere gut zu greifende Gegenstände auf den Tisch. Aus der Ausgangsstellung versuchen Sie sich nun einzuschätzen, welche Gegenstände Sie erreichen können und welche nicht. Versuchen Sie nun aus dieser Position alle Gegenstände zu erreichen. Wichtig ist nicht, dass Sie jeden Gegenstand erreichen können, sondern, dass Sie sich bei möglichst vielen Gegenständen richtig einschätzen. Somit ist auch ein nicht erreichter Gegenstand, sofern Sie sich vorher richtig eingeschätzt haben, ein Erfolg.

7 Sicher zu Boden und auch wieder hoch

Harald Jansenberger

Wenn Sie sich am Boden befinden, können Sie wieder aufstehen? Falls Sie diese Frage nicht eindeutig beantworten können, ist es für Sie aus mehreren Gründen empfehlenswert das herauszufinden. Falls Sie sich nicht sicher sind, kann diese Ungewissheit Angst auslösen, vor allem in Situationen, in denen Sie sich schon vorher unsicher fühlen. Viele Menschen reduzieren sogar die Teilnahme an Ausflügen, aus Unsicherheit im Falle eines Sturzes nicht mehr hochzukommen. Dieses mögliche Unvermögen wird als unangenehm vor anderen Personen empfunden. Die Unsicherheit verhindert auch die Teilnahme an potentiell empfehlenswerten Übungseinheiten, bei denen Teile am Boden durchgeführt werden. Langfristig wird der Boden zu etwas Bedrohlichem. Im Sinne einer umfassenden Sturzprävention sollte aber der Boden mit einbezogen werden, einerseits kann der Boden Sicherheit geben, andererseits lassen sich mit Bodenübungen durchaus wichtige Muskelgruppen zur Verbesserung von Gangsicherheit und Haltung trainieren, ohne dass Geräte benötigt werden.

Man kann davon ausgehen, dass jede Person, die selbstständig aus dem Bett kommt, auch selbstständig vom Boden aufstehen kann, zumindest mit Unterstützung eines Stuhls oder ähnlichem. Falls man tatsächlich nicht mehr vom Boden aufstehen kann, dann hat man zumindest Gewissheit und kann Maßnahmen, wie zum Beispiel die Anschaffung einer Rufhilfe, ergreifen. **Nähere Informationen finden Sie im Kapitel Hilfsmittel.**

Sicher zu Boden

Die folgende Übungsreihe (siehe nächste Seite) sollte immer mit einer Hilfsperson durchgeführt werden, die sichernd eingreifen kann.

- Zuerst benötigen Sie einen Stuhl mit Armlehnen. Stellen Sie den Stuhl an die Wand, damit dieser nicht kippen oder wegrutschen kann. Legen Sie im Idealfall eine rutschsichere Matte vor den Stuhl, diese soll den Bodenkontakt mit den Knien erleichtern.

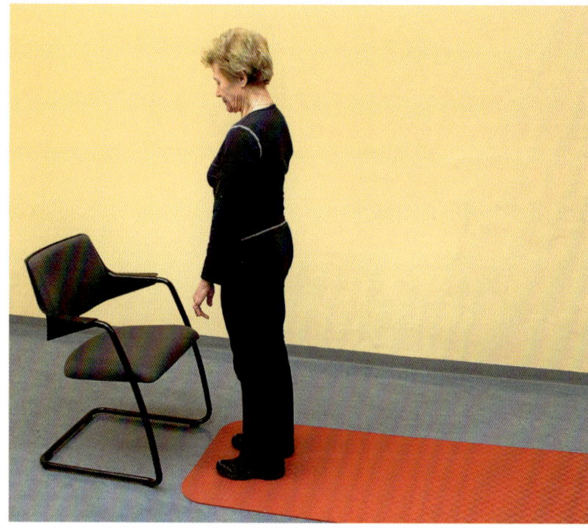

- Im ersten Schritt legen Sie beide Arme auf die Armlehnen, dann legen Sie nacheinander beide Arme auf die Sitzfläche. Falls Sie hier schon Unsicherheit verspüren sollten, gehen Sie wieder zurück in die Ausgangsposition und richten sich kontrolliert auf. Wiederholen Sie diesen Schritt solange, bis Sie sich sicher fühlen.

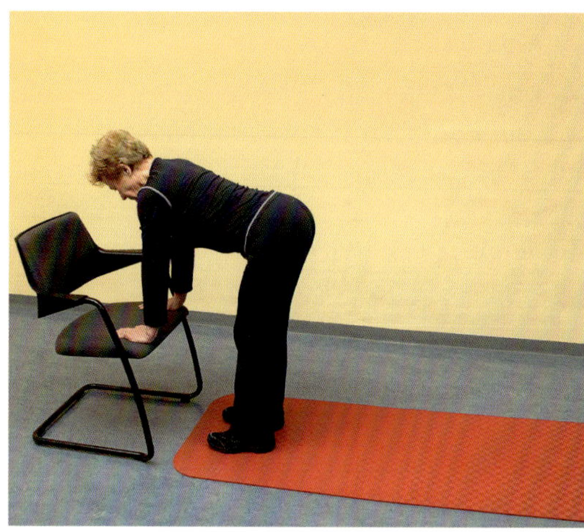

- Im zweiten Schritt wird der Körperschwerpunkt näher zum Boden gebracht. Beide Hände stützen auf der Sitzfläche. Stellen Sie nun Ihr schwächeres Bein etwas zurück und beugen Sie beide Beine soweit Sie sich sicher fühlen, beziehungsweise solange es für Sie schmerzfrei möglich ist. Gehen Sie nun in die Ausgangsposition zurück, und wiederholen Sie die Stufe sooft bis Sie sich sicher fühlen.

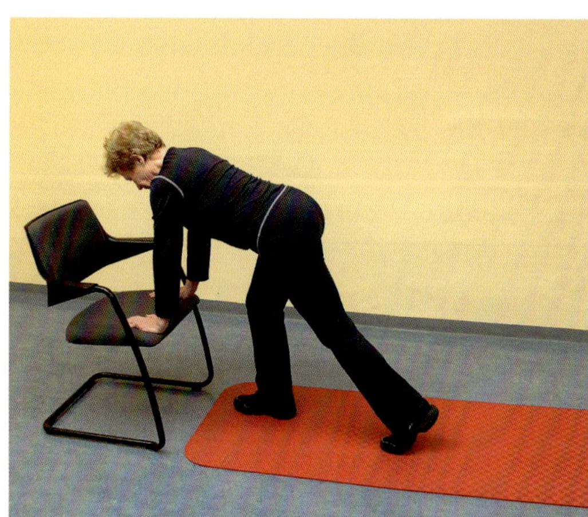

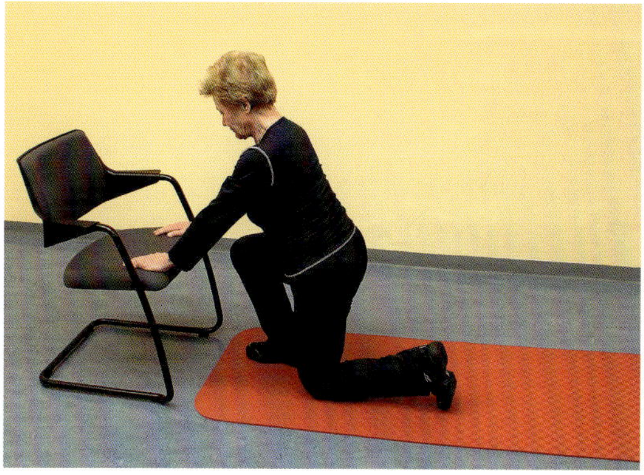

◀ Im dritten Schritt werden die Knie zu Boden gebracht. Beugen Sie die Beine soweit, bis das Knie des hinteren Beins den Boden berührt, dann wird das vordere Bein zurückgeführt, bis Sie auf beiden Knien sind. Falls Sie Unsicherheit verspüren sollten, gehen Sie in die Ausgangsposition zurück.

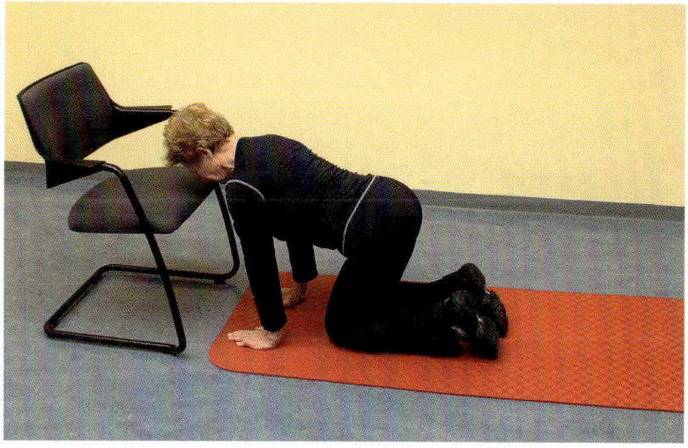

◀ Beim vierten Schritt lösen Sie die Hände von der Sitzfläche und gehen in den Vierfüßlerstand. Hier berühren beide Knie und die Hände den Boden. Sie sind nun sicher am Boden angekommen. Falls Sie sich sicher fühlen können Sie nun über den Seitsitz in die Rückenlage kommen. Nutzen Sie hierzu die Matte.

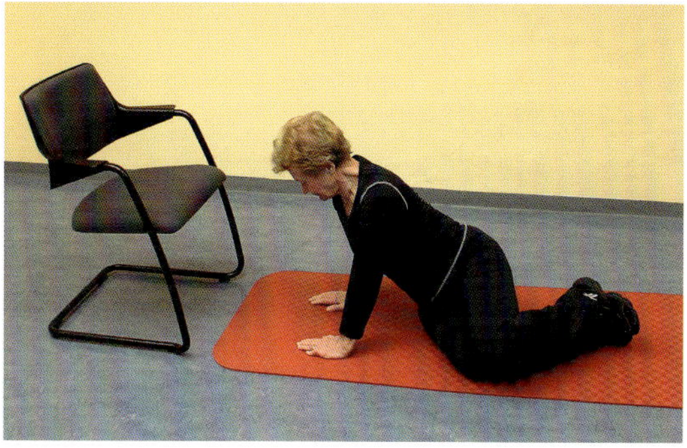

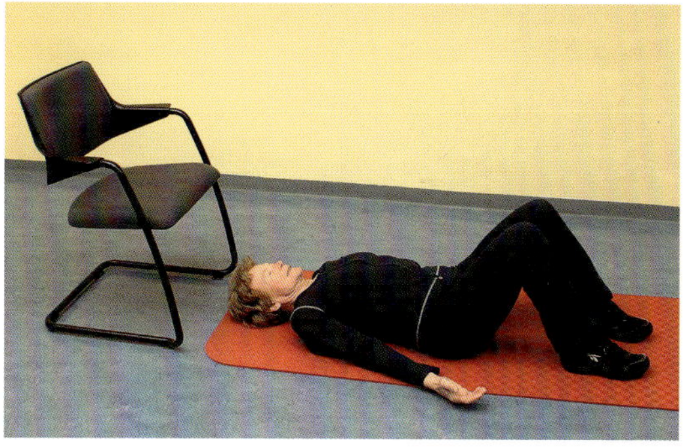

Verhalten nach einem Sturz:

Nach einem Sturz ist es wichtig sich zu beruhigen. Nur in wenigen Fällen muss man so schnell als möglich wieder aufstehen. Zumeist kann man davon ausgehen, dass das Schlimmste schon vorbei ist. Nun ist es wichtig zu kontrollieren, ob eine Verletzung passiert ist. Bei der sogenannten „Funktionskontrolle" wird jedes Gelenk durchbewegt. Sind alle Gelenke im Großen und Ganzen schmerzfrei beweglich, kann man beginnen aufzustehen. Achtung: Falls der Verdacht auf einen Knochenbruch vorliegt, sollte man Hilfe rufen und sofern der Boden nicht zu kalt ist, liegen bleiben. Um aufzustehen bewegen Sie sich am besten auf allen Vieren auf einen Stuhl zu. Beginnen Sie erst aufzustehen, wenn Ihr Gesicht über der Sitzfläche ist. Wichtig ist auch: Sie müssen nicht ganz aufstehen. Stehen Sie auf und setzen Sie sich eine Weile auf den Stuhl, kommen Sie zur Ruhe.

Sicher wieder hoch

- Aus der Rückenlage kommen Sie am besten in den Vierfüßlerstand, in dem Sie beide Beine nacheinander beugen und aufstellen. Kippen Sie nun beide Beine zur Seite und drehen Sie den Oberkörper bzw. den Arm mit. Aus dieser Seitlage können Sie sich nun gut in den Vierfüßlerstand hochdrücken, indem Sie zuerst den Oberkörper mit Ihren Händen unterstützen und dann das Gewicht über Ihre Knie schieben.

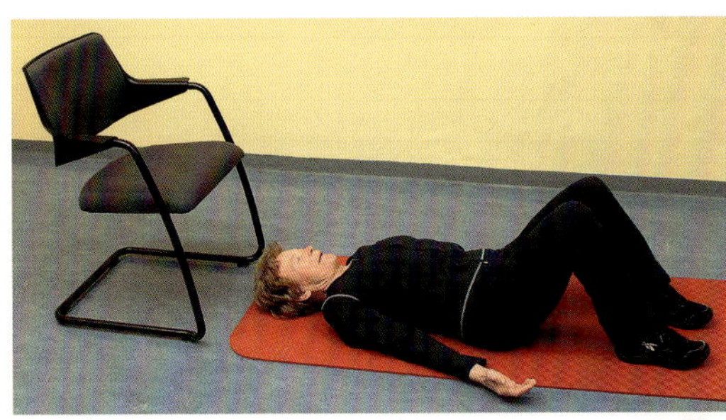

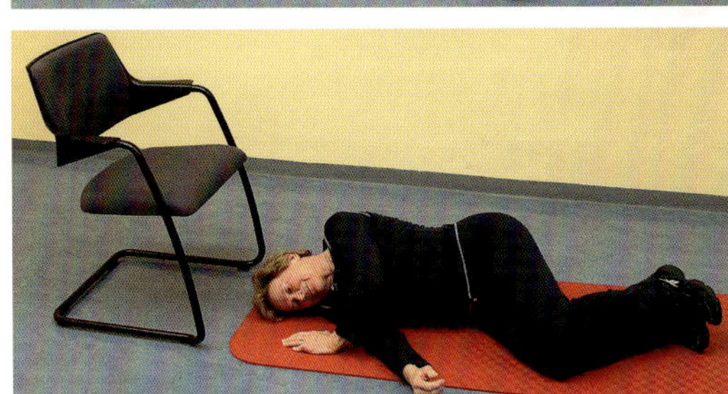

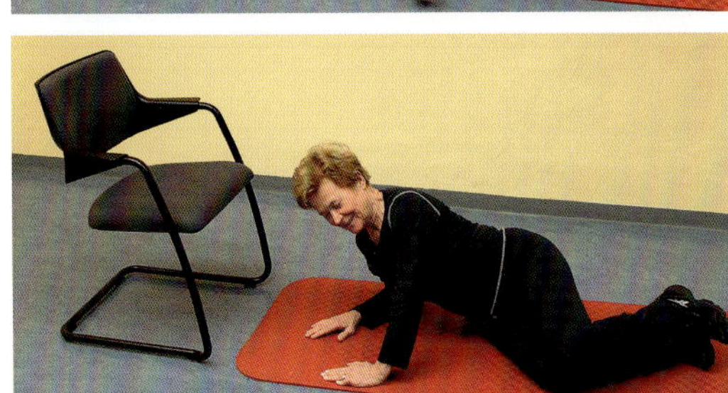

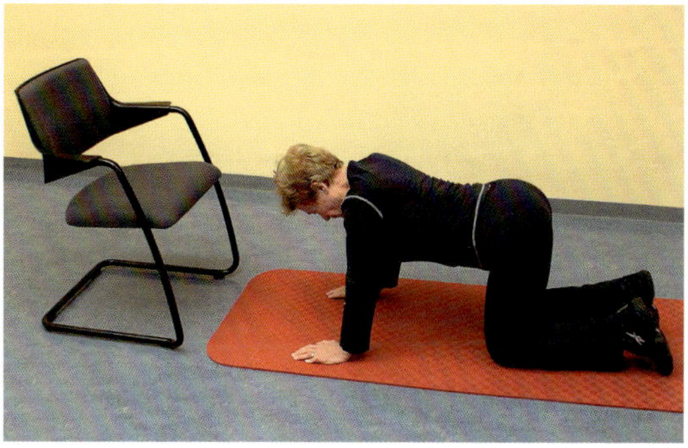

◂ Um nun aus dem Vierfüßlerstand aufzustehen, sollten Sie in jedem Fall einen Stuhl verwenden. Bewegen Sie sich auf allen Vieren auf den Stuhl zu.

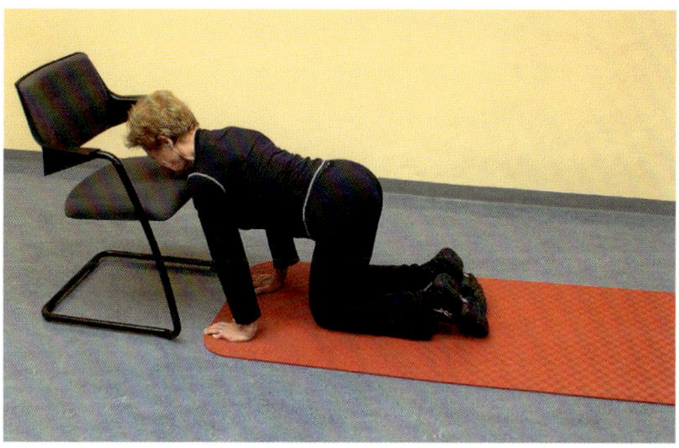

◂ Erst wenn Ihr Gesicht über der Sitzfläche ist, beginnen Sie aufzustehen. Beide Hände werden auf die Sitzfläche gestützt. Drücken Sie sich etwas hoch und begeben Sie sich in Schrittstellung.

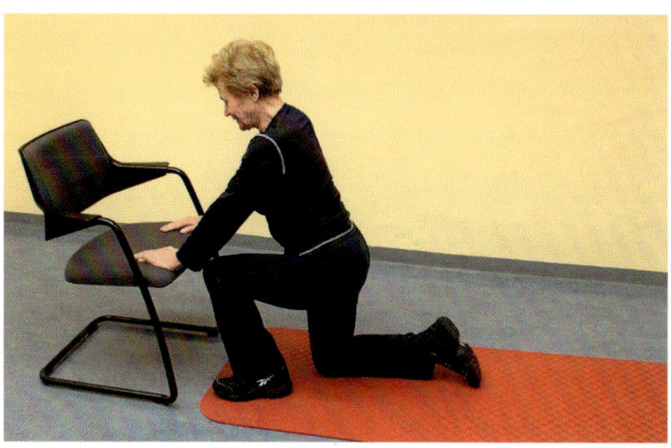

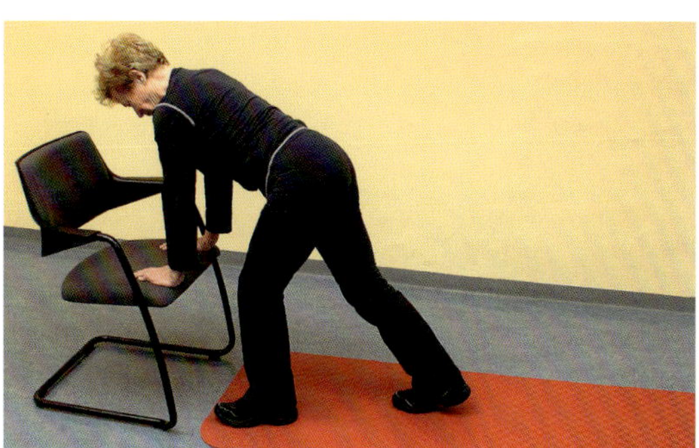

◂ Nun drücken Sie sich mit den Beinen hoch bis Sie in Schrittstellung und mit den Händen auf der Sitzfläche sind.

- Die Hände werden nun auf die Sitzfläche bzw. Armlehnen gelegt und die Beine parallel gestellt.

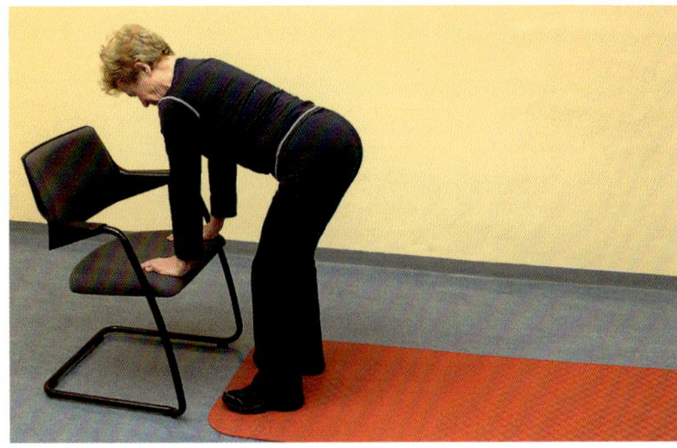

- Sie können sich nun aufrichten oder einmal Platz nehmen, um sich etwas zu erholen.

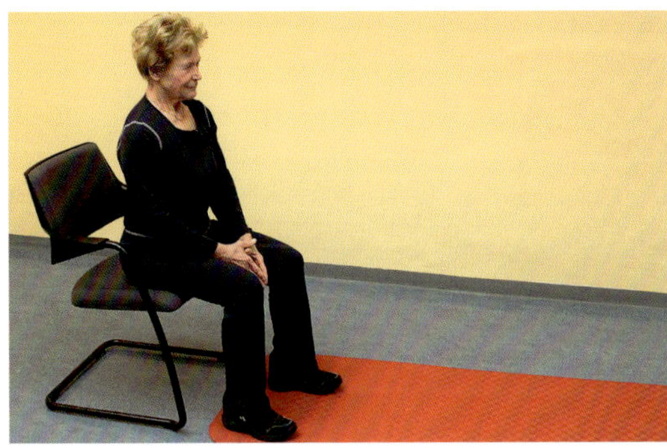

Übungen am Boden

Übungen am Boden dienen der besseren Wahrnehmung des Bodens, aber vor allem auch der Rumpfkräftigung. Besonders die Bauch- und die Rückenmuskulatur lässt sich am Boden gut üben.

Bauchkräftigung

- Eine kräftige Bauchmuskulatur entlastet den Rücken und kann einen Sturz durch Ausrutschen durch ein kraftvolles Einrollen des Oberkörpers entscheidend mildern. Für die Bauchübung legen Sie sich in Rückenlage und stellen die Beine wie abgebildet auf. Spannen Sie nun das Gesäß und die Bauchmusku-

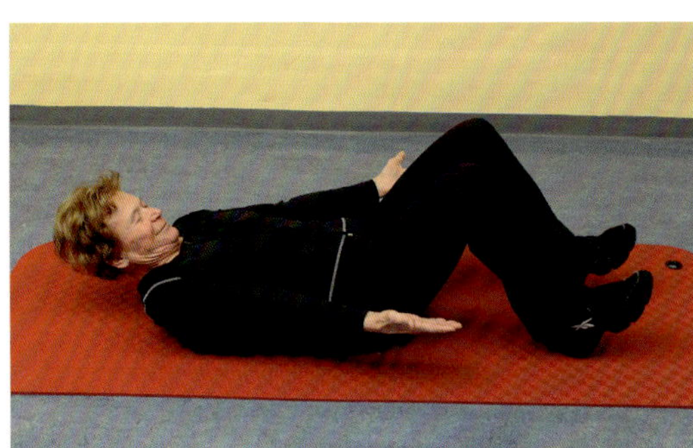

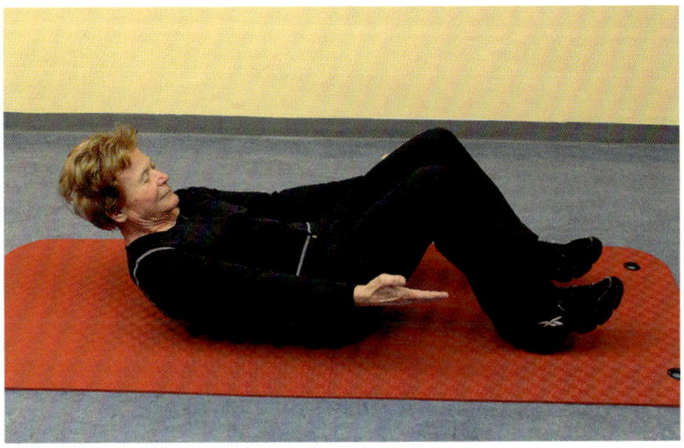

latur vor, sodass der untere Rücken leichten Bodenkontakt hat. Die Hände werden hinter den Kopf gelegt, was bei Nackenbeschwerden zu empfehlen ist. Zur Kräftigung der Halsmuskulatur empfiehlt sich die Armhaltung wie abgebildet. Die Halsmuskulatur spielt eine entscheidende Rolle beim Schutz des Kopfes bei einem Sturz rückwärts. Für die Übung wird nun der Oberkörper langsam hochgerollt und wieder abgesenkt, wobei während der Übung der Kopf den Boden nicht berührt. Achten Sie auf eine regelmäßige Atmung.

Rückenkräftigung

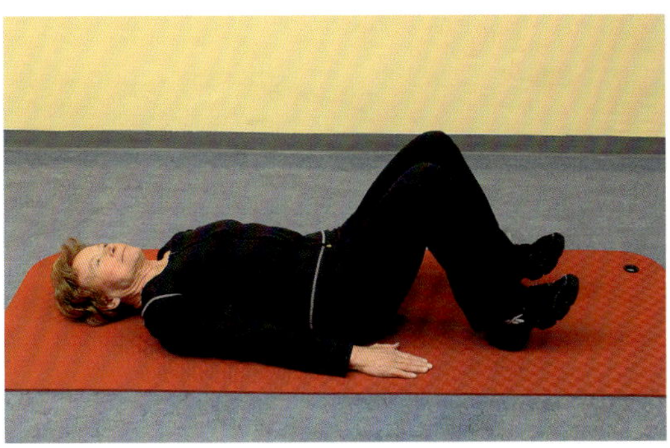

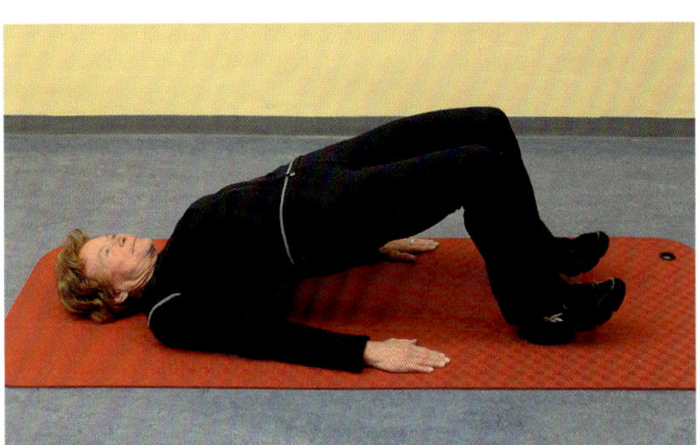

Ein kräftiger Rücken stabilisiert die Wirbelsäule und die Haltung. Für diese Übung begeben Sie sich in Rückenlage und beugen beide Beine. Die Hände legen Sie neben das Gesäß am Boden ab. Sie spannen den Bauch leicht an und heben die Vorfüße vom Boden ab. Das Becken wird bei geradem Rücken wiederholt gehoben. Die Endstellung ist erreicht, wenn Rumpf und Oberschenkel eine Gerade bilden. Während der Übung berührt das Gesäß den Boden nicht.

Zusätzlich zum Rücken werden auch Gesäß- und Oberschenkelrückseite gekräftigt.

Zur Steigerung kann die Übung auch einbeinig durchgeführt werden. Dazu heben Sie ein Bein ab, und ziehen das Knie aktiv zum Bauch heran. Das Bein bleibt derart fixiert. Die Arme bleiben am Boden. Über das am Boden verbleibende Bein versuchen Sie nun das Gesäß wiederholt zu heben.

8 Sturzprävention bei Alltagsaktivitäten

Johanna Mairhofer & Harald Jansenberger

Der Prozess des Alterns aus biologischer und psychologischer Sicht geht mit einer Vielzahl von Veränderungen einher. Dazu zählen Einbußen im Bereich der Sinneswahrnehmung, des Bewegungsapparats sowie Veränderungen des Gedächtnisses, des Lernens und der Informationsverarbeitung.

Bei vielen der angeführten Aktivitäten des Alltags sind neben grobmotorischen Fähigkeiten, einem intakten Gleichgewicht, koordinativen Fähigkeiten, kognitiven Fähigkeiten und einem funktionierendem Sinnessystem gute feinmotorische Fähigkeiten eine wichtige Voraussetzung.

Feinmotorische Fähigkeiten werden als gezielte koordinierte Bewegungen definiert, die sich in der Handgeschicklichkeit zeigen. Ältere Menschen haben oft auf Grund unterschiedlicher Ursachen bei diversen feinmotorischen Fähigkeiten (z. B. Knopf annähen, Reißverschluss öffnen/schließen, etc.) Schwierigkeiten. Auch kann eine verminderte Hand und Fingerkraft die Ursache dafür sein, dass ältere Menschen Probleme bei der Verrichtung diverser Alltagsaktivitäten (z. B. Auspressen einer Orange, Dosen öffnen, Brot schneiden etc.) haben.

Wenden Sie sich an einen Therapeuten, um sich Tipps zur Verbesserung der Feinmotorik bzw. der Hand- und Fingerkraft einzuholen. Schon sehr einfache Übungen können Sie dabei unterstützen, Ihre Fähigkeiten in den Bereichen der Feinmotorik und der Hand- und Fingerkraft zu verbessern. Ihr Therapeut erstellt im Bedarfsfall auch individuelle Heimübungsprogramme für den Patienten. Unter einer genauen Anleitung kann der Patient zuhause mit seinem Heimübungsprogramm selbstständig üben.

Die Ergotherapie (früher auch als Aktivierungs-und Beschäftigungstherapie bezeichnet) beschäftigt sich unter anderem mit der Förderung/dem Training/dem Erhalt/der Wiederherstellung von alltagsorientierten Fähigkeiten. Auch der Bereich Feinmotorik ist in der Ergotherapie sehr wesentlich. Die Grundannahme besteht darin, dass „Tätigsein“ eine Maßnahme mit heilender Wirkung ist und zur Linderung von Störungen in den unterschiedlichen Bereichen (Motorik, Sensorik, etc.) beitragen kann. Die folgende Kategorisierung der Bereiche beziehen sich auf den neurologischen – rehabilitativen Bereich.

Um die ausgewählten Tätigkeiten kategorisieren zu können, kann folgende Unterscheidung getroffen werden:

Aktivitäten des Basic ADL's:[1] darunter versteht man Aktivitäten wie sämtliche Lagewechsel (z. B. von der Rückenlage → Seitenlage, Rückenlage → Sitz, etc.), Transfers (z. B. Umsetzen Bett → Rollstuhl, Rollstuhl → Sessel, etc.), Waschen, eigenständige Benützung der Toilette, An- und Ausziehen der Kleidung, Zubereitung eines Frühstücks ...

Aktivitäten des Advanced ADL's: Advanced ADL Aktivitäten umfassen **alle erweiterten** Alltagsaktivitäten wie beispielsweise Zubereitung kleiner Mahlzeiten, Arbeiten im Garten, Arbeiten am Computer, diverse Reinigungsarbeiten wie staubsaugen, Fenster putzen, etc.

Folgend wurden von den Verfassern Aktivitäten ausgewählt, die mit dem Thema Sturzprävention zusammenhängen. Genauer gesagt sind die Anforderungen, die man zur Ausführung dieser Tätigkeiten braucht, oft eng verbunden mit den Anforderungen, die in einem Sturzpräventionstraining geübt werden (z. B. Gleichgewicht, Koordination, etc.). Im Kästchen „Anforderungen" werden alle jene Fähigkeiten angeführt, die ein/e PatientIn braucht, um diese Tätigkeit ökonomisch (d. h. mit geringem Kraftaufwand) und sicher ausführen zu können.

Die folgenden Situationsbeschreibungen haben folgendes Ziel: Sie erkennen bei den ausgewählten Situationen die geforderten Fähigkeiten und können daraus die notwendigen Übungen aus dem Übungsteil auswählen. Versuchen Sie in den alltäglichen Anforderungen selbst wahrzunehmen ob und in welchem Teilaspekt Sie Probleme bemerken. Sprechen Sie darüber mit Ihrem Arzt oder Therapeuten! Bei den Übungen im Übungsteil gilt es vor allem, den Sicherheitsaspekt bei der Durchführung besonders zu berücksichtigen.

Aus der Vielfalt von ATL Tätigkeiten haben wir jene ausgewählt, die wir im Zusammenhang mit diesem Buch und dem Thema Sturzprävention als sinnvoll erachten.

Im ergotherapeutischen Arbeitsalltag findet sich oftmals eine weitere Kategorisierung der Aktivitäten, die im unteren Greifraum, mittleren und oberen Greifraum (d. h. Aktivitäten über Kopf) durchgeführt werden. Bei allen in Folge beschriebenen Aktivitäten im unteren, mittleren und oberen Greifraum gilt, dass der Patient eine intakte Körperwahrnehmung haben muss, um diese alltagsorientierten Aktivitäten ausführen zu können. Von einer guten Körperwahrnehmung spricht man dann, wenn der Patient seinen Körper mit allen Sinnen gut wahrnehmen kann (z. B. die Stellung der Gelenke im Raum). Eine gute Körperwahrnehmung ist wichtig für ein gutes Körperbewusstsein bzw. auch dafür, rechtzeitig Warnsignale des Körpers zu erkennen (z. B. Bluthochdruck, Herz-Kreislauf Symptome, etc.).

---

[1] ADL =ATL und bedeutet: **A**ctivities of **D**aily **L**iving (engl.) bzw. **A**ktivitäten des **T**äglichen **L**ebens.

Aktivität im unteren bzw. mittleren Greifraum

- Ausgewählte Tätigkeit:
  Servieren einer Mahlzeit oder von Getränken
- Angenommene Ausgangsstellung des Patienten:
  Freier Stand ohne Anhalten

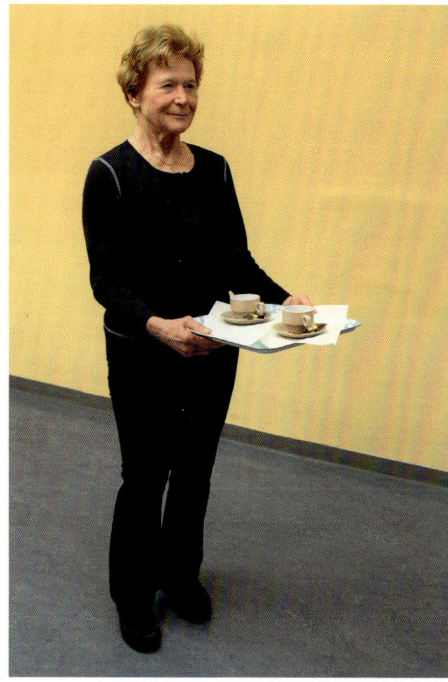

Anforderungen

- Gleichgewicht im Stehen und Gehen
- Koordinative Fähigkeiten
- Körperliche Ausdauer
- Kognitive (Geistige) Fähigkeiten
- Feinmotorische Fähigkeiten
- Grobmotorische Fähigkeiten
- Funktionierendes Sinnessystem (Augen, Ohren, etc.)

Achtung

- Sturzgefährdung durch Unsicherheiten im Gleichgewicht
- Sturzgefährdung durch Einschränkung des Gesichtsfelds
- Mangelnde koordinative Fähigkeiten
- Mangelhaftes Einschätzen persönlicher Fähigkeiten und Grenzen
- Stolpergefahr durch Einschränkungen des Sinnessystems

Vergleichbare Tätigkeiten für Aktivitäten im unteren/mittleren Greifraum: jäten, Blumen gießen, Boden wischen, einen Gegenstand vom Boden aufheben, Waschmaschine ein- und ausräumen, Kästchen ein- und ausräumen.

Übungsempfehlungen

- Übungen für das Gleichgewicht
- Übungen für die Kraft
- Versuchen Sie eine der Schrittübungen (z. B.: Zeitlupenschritt, Schritt über ein Hindernis, ...), während Sie einen kleinen Gegenstand (z. B.: Taschentuchpäckchen) auf der Hand balancieren.

Aktivitäten im unteren, mittleren und oberen Greifraum

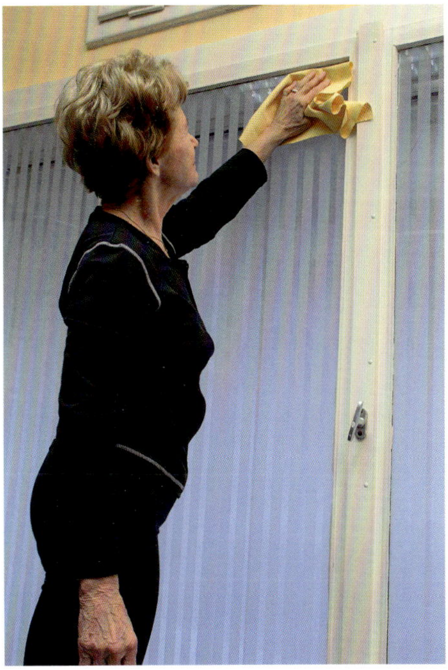

- Ausgewählte Tätigkeit: **(Reinigungs-)Arbeiten im häuslichen Bereich (Boden wischen, Fenster putzen, kochen, etc.)**
- Angenommene Ausgangsstellung des Patienten: Freier Stand ohne Anhalten

Anforderungen siehe oben

Achtung

- Sturzgefährdung durch Unsicherheiten im Gleichgewicht
- Mangelnde koordinative Fähigkeiten
- Mangelhaftes Einschätzen persönlicher Fähigkeiten und Grenzen
- Stolpergefahr durch Einschränkungen des Sinnessystems
- Erhöhte Sturzgefährdung durch Ablenkung wie Haustiere, Telefonläuten, etc.

Vergleichbare Tätigkeiten für Aktivtäten im unteren, mittleren und oberen Greifraum: Frisieren, Gemüse schneiden im Stehen, Kaffee kochen, bügeln, Wäsche aufhängen, Abstauben, Dose öffnen, Marmelade einkochen, und viele mehr ...

Übungsempfehlungen

- Übungen für das Gleichgewicht
- Übungen für die Selbsteinschätzung
- Kombinieren Sie die Übungen von Seite 42 und 43 miteinander, machen Sie die Erreichübung vor einem Bücherregal eventuell mit einem Theraband, auf dem Sie stehen.

Aktivitäten im unteren Greifraum

- Ausgewählte Tätigkeit:
  Schuhe an- und ausziehen
- Angenommene Ausgangsstellung des Patienten:
  Sitzend auf einem Sessel, im Bett

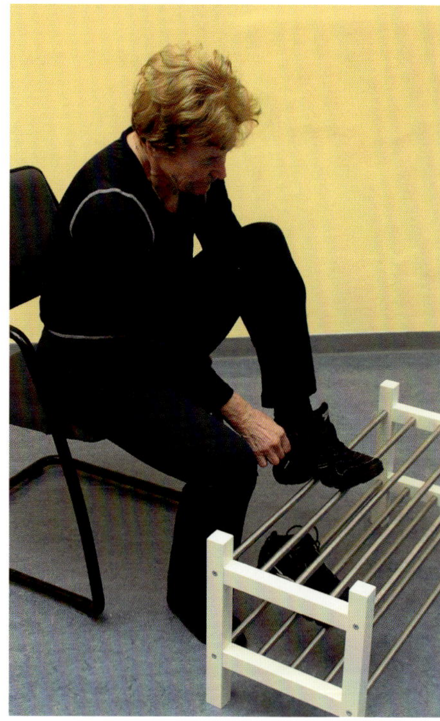

Anforderungen
- Gleichgewicht im Sitzen
- Koordinative Fähigkeiten
- Kognitive (Geistige) Fähigkeiten
- Feinmotorische Fähigkeiten
- Funktionierendes Sinnessystem (Augen, Ohren, etc.)

Vergleichbare Tätigkeiten für Aktivitäten im unteren Greifraum: Schuhe an- und ausziehen, Schuhe binden, Füße eincremen, Zehennägel schneiden

Übungsempfehlungen

- Beziehen Sie den Boden auch in Ihr Üben mit ein. Wiederholen Sie die Übungsreihe „Sicher zu Boden und wieder hoch" so tief, wie Sie eben zu Boden kommen. Und absolvieren Sie regelmäßig die Bodenübungen (S. 49–50) und die allgemeinen Kraftübungen für Beine und Rumpf.

Weitere alltagsrelevante Tätigkeiten

- Ausgewählte Tätigkeit:
  Umdrehen im Bett und Aufstehen
- Ausgangsstellung:
  Seitenlage im Bett, freier Stand ohne Anhalten
- Einordnung in Aktivitäten im unteren, mittleren, oberen Greifraum:
  nicht sinnvoll

Anforderungen

- Gleichgewicht im Stehen
- Koordinative Fähigkeiten
- Motivation, Wille
- Kognitive (Geistige) Fähigkeiten: Handlungsplanung
- Bewegungsplanung
- Grobmotorische Fähigkeiten

Achtung

- Sturzgefährdung durch Unsicherheiten im Gleichgewicht
- Mangelnde koordinative Fähigkeiten
- Mangelhaftes Einschätzen persönlicher Fähigkeiten und Grenzen
- Mangelnde körperliche Kraft und Belastbarkeit
- Fehlende kognitive Fähigkeiten
- Fehlende Motivation, fehlender Willen
- Rutschgefahr im Stand durch das vergessene Anziehen von Schuhen

9 Wohnraum-Check

Johanna Mairhofer

Checkliste Wohn- und Schlafzimmer, Vorraum, Wohnräume

	Empfehlung
Gefahrloses Ein-und Aussteigen aus Bett möglich?	▸ Höhe + Härtegrad der Matratze beachten ▸ Evtl. Bett (vom Tischler) höher stellen lassen ▸ Evtl. elektrisch verstellbare Lattenroste verwenden ▸ Nachtkästchen ohne Rollen verwenden, um eine Ablagemöglichkeit neben dem Bett zu haben
Ist ein zusätzlicher Telefonanschluss neben Bett vorhanden (wenn rasche Hilfe erforderlich ist)?	▸ Seniorengerechte Handys verwenden ▸ Notruf- und Telefonnummern Angehörige deutlich geschrieben parat legen oder per Kurzwahl speichern ▸ Zusätzliche Sicherheit durch Nachtlicht
Stuhlpolster gegen Herunterrutschen mit Klebeband sichern	▸ Möbelkanten mit Klebeband markieren (Verletzungsrisiko, v. a. bei eingeschränkter Sehkraft)
Sind alle Möbel fest und sicher montiert bzw. in der individuellen Höhe angebracht?	▸ Standsicherheit von Kästen und Regalen prüfen und gegebenenfalls an der Wand montieren ▸ Häufig gebrauchte Utensilien sollen leicht erreichbar und zugänglich sein ▸ Schränke an Ihre Größe anpassen lassen ▸ Keine Leiter verwenden (wenn, dann nur mit Handlauf!)

	Empfehlung
Überprüfung, ob alle Wege frei sind (v. a. enge Wege, wie z. B. der Vorraum)	▸ Weg nicht verstellen ▸ Auf ausreichend Bewegungsfreiheit im Bereich von Schränken, Tischen, Türen und Stühlen achten
Kein ungeordnetes Herumstehen lassen von diversen Gegenständen (Schuhwerk, Dekorationsgegenstände, etc.)	▸ Herumliegende Gegenstände sind häufige Stolperfallen! ▸ Kein ungeordnetes Herumstehen lassen von z. B. Schuhwerk, Schirmen, etc.
Auf eine ausreichende Beleuchtung achten!	▸ Die Beleuchtung sollte gleichmäßig sein, damit sich die Augen nicht ständig an unterschiedliche Lichtverhältnisse anpassen müssen
Sind ausreichend Lichtschalter vorhanden bzw. sind diese leicht erreichbar?	▸ Kontrollleuchten in den Lichtschaltern erleichtern die Suche im Dunkeln ▸ Dimmer statt langsam startende Neonröhren verwenden ▸ Evtl. Bewegungsmelder mit ausreichender Beleuchtungszeit anbringen, um das Suchen nach Lichtschaltern zu vermeiden
Ist das Licht blendfrei?	▸ Stellen Sie die Beleuchtungseinheit ein oder verwenden Sie indirekte Lichtquellen
Sind alle Kabel an der Wand verlegt?	▸ Kabelsalat vermeiden, indem mehr Steckdosen verwendet werden und Kabel an der Wand verlegen
Sind Handläufe beidseitig durchgängig vorhanden?	▸ Griffsichere Handläufe beidseitig montieren ▸ Handläufe sollten sich farblich von der Wand abheben

	Empfehlung
Teppiche und Vorleger entfernen (oder rutschsicher machen)	▸ Pro und Contra bei der Verwendung von Teppichen muss im individuellen Fall des Patienten abgeklärt werden (potentielle Stolperfalle vs. „weicheres" Fallen des Patienten bei Sturz zu Boden und somit geringeres Verletzungsrisiko)
Gibt es eine Markierung an den Treppenstufen (Markierungsband)?	▸ Leuchtstreifen an den Treppen machen auf die Stolpergefahr aufmerksam
Sind die Treppenstufen auch bei Nässe trittsicher und rutschfest?	▸ Rutschfeste Unterlage verwenden

Checkliste Küche

	Empfehlung
Anpassung Arbeitshöhe an Körpergröße	▸ Unterfahrbare Arbeitsflächen ▸ Höhenverstellbare Schränke, ausziehbare Schubladen ▸ Körpergerechte Möbel verwenden
Bodenbelag rutschfest bzw. Teppiche/Vorleger zur Gänze rutschfest machen	▸ Bodenbeschaffenheit beachten (ACHTUNG: kontrastarmer Boden) ▸ Boden nicht einlassen ▸ Teppiche/Vorleger entfernen oder rutschfest machen
Höhe Küchengeräte/Küchenkästchen beachten und häufig benötigte Gegenstände in Griffweite stellen/legen	▸ Höhe Einbaubackofens zwischen 70 und 75 cm und bei Kochflächen Höhe von ca. 80 cm ▸ Küchengeräte und Küchenkästchen in Augenhöhe montieren
Pfannenstiele nach hinten richten, um das Hängen bleiben zu verhindern	
Gibt es ausreichend Ausruhemöglichkeiten in der Küche?	▸ Auf ausreichend Sitzmöglichkeiten bei Müdigkeit achten ▸ Stabile Stühle wählen und keine Dreibeinhocker verwenden
Direkten Zugang Kochgeräte ermöglichen	▸ Koch- und Spülbereich nebeneinander ▸ Auf genügend freie Fläche zwischen Möbeln, Türen und Fenstern achten ▸ Knöpfe und Schalter von Küchengeräten gut sichtbar machen (farbliche Markierung)

	Empfehlung
	▸ Herd mit versenkbaren Drehknöpfen verwenden ▸ Einfache Bedienbarkeit von Kochgeräten (keine Touchscreenherde) ▸ Küchenuhr verwenden
Ist die Beleuchtung ausreichend?	▸ Siehe oben „Checkliste Wohn-und Schlafzimmer, Vorraum, Wohnräume" ▸ Für ausreichend Lichtquellen über den Arbeitsflächen sorgen
Gibt es ausreichend Haltegriffe in Ihrer Küche?	▸ Montieren Sie genügend Haltegriffe, um Ihre individuelle Sicherheit zu erhöhen

Checkliste Badezimmer und Toilette

	Empfehlung
Badematten und WC-Vorleger ausreichend fixieren bzw. Fußboden auf Rutschfestigkeit prüfen (Nässe!)	▸ Rutschmatten vor u. in Dusche bzw. Badewanne verwenden ▸ Rutschfester Bodenbelag (z. B. rauhe Fliesen)
Stabilität Waschbecken prüfen, um sich dort anhalten bzw. abstützen zu können (evtl. farbliche Markierung)	▸ Stabile Sitzmöglichkeit (z. B. Sessel mit Armlehnen) beim Waschbecken vorsehen ▸ Waschutensilien in Griffnähe platzieren ▸ Spiegel in richtiger Höhe montieren
Sitzmöglichkeit in Dusche und/ oder Badewanne vorhanden	▸ Stabile Sitzmöglichkeit vorsehen (keine Dreibeinhocker!) ▸ Evtl. Badewannenbrett oder Badewannenlift als Einstiegshilfe verwenden
Selbstständiges Aufstehen/ Hinsetzen auf/von Toilette sollte problemlos möglich sein	▸ Abhilfe durch Toilettensitzerhöhung und Haltegriffe schaffen
Haben Sie ausreichend Haltegriffe zum Ein-und Aussteigen in die Dusche und Badewanne montiert?	▸ Haltegriffe erhöhen Ihre Sicherheit und den Komfort ▸ Duschen (keine Duschwanne, leicht abfallendes Gefälle) eignen sich für Seniorinnen und Senioren besser als Badewannen
Ist genug Bewegungsfreiheit im Bad vorhanden?	
Kann man das Badezimmer/WC auch mit Hilfsmitteln gut erreichen (Rollator, Stock)?	

Für alle Räume gilt:

1. Niveauunterschiede ausgleichen bzw. farblich markieren (Bodenschwellen, Teppiche, Terrasse, Balkon).

2. Öffnung aller Türen nach außen (z. B. externe Hilfsperson muss im Falle eines Sturzes Zugang zum Raum haben) bzw. eventuell Türen aushängen, wenn diese nicht unbedingt notwendig sind.

Keineswegs verwenden sollten Sie …

- **Bürostuhl mit Rollen**
- **Kästen auf Rollen (z. B. Nachtkästchen)**
- **Tische, wo die Standfläche kleiner ist als die Tischfläche**
- **Klapptische**

Eine besondere Stolperfalle

Eine Stolperfalle, die Sie nicht entfernen sollten, ist Ihr Haustier. Falls Sie eine Katze oder einen Hund haben sollten, müssen Sie sich im Klaren sein, dass auch Tiere einen Einfluss auf das Sturzrisiko ausüben. Katzen haben die Eigenschaft speziell bei der Zubereitung von Essen zwischen den Beinen herumzuschleichen. Sie können darauf reagieren, indem Sie sich darauf einstellen und bei Ablenkung immer den Blick nach Ihrer Katze einüben. Oder Sie schließen die Katze einfach aus dem Raum aus.

Bei Hunden kann man mit ein wenig Erziehung viel erreichen, aber auch hier gilt es sich an das Tier anzupassen. Je nach Größe kann ein Hund eine Stolpergefahr sein, oder Sie auch durch Hochspringen oder an der Leine ziehen aus dem Gleichgewicht bringen. Speziell das Hochspringen sollte einem Hund unbedingt abgewöhnt werden.

Wenn Sie sich etwas an Ihr Tier anpassen, dann ist die Gefahr sehr gering, und Ihr Tier ist das, was es sein soll, ein liebenswerter Mitbewohner, der viel Freude bereitet!

10 Hilfsmittel

Johanna Mairhofer & Harald Jansenberger

Das Ziel von Hilfsmitteln sollte sein, die Selbstständigkeit des Patienten, unabhängig von der Erkrankung, zu erhalten. Hilfsmittel können von der Person selbst (direkt) oder von der pflegenden Person angewendet werden (indirekt). Der Umgang mit Hilfsmitteln erfordert eine Reihe von Fähigkeiten (körperlich, geistig, psychisch, ...). Prinzipiell gilt beim Einsatz von Hilfsmitteln: „So wenig wie möglich, so viel wie nötig!" Durch die Vielfalt an Angeboten am Markt, sollte auf eine einschlägige Beratung durch einen behandelnden Therapeuten oder im Fachhandel keineswegs verzichtet werden.

Im Wohnbereich und außerhalb

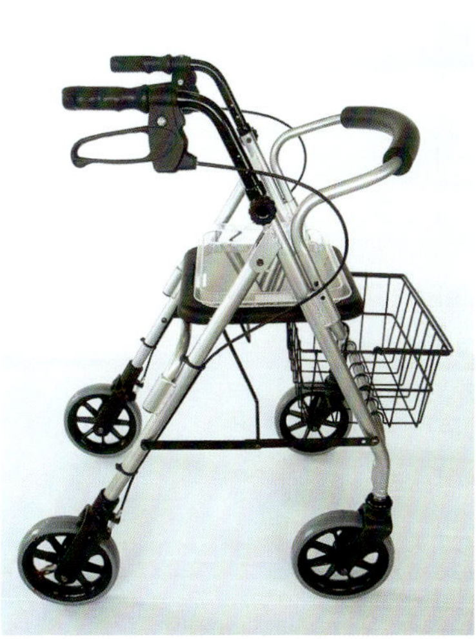

Rollator: Der Rollator ist ein einfach zu handhabender Begleiter für den häuslichen Bereich und auch für unterwegs. Dieser ist in verschiedenen Sitzhöhen mit einer gepolsterten Sitzfläche erhältlich. Der Rollator ist zudem mit einem praktischen Korb ausgestattet, der für den Transport von Lebensmitteln nach einem Einkauf genützt werden kann. Er ist wartungsfrei und bietet dem Patienten die Möglichkeit eines erweiterten Aktionsradiuses während diverse Aktivitäten im Stehen verrichtet werden. Außer Haus kann die gepolsterte Sitzfläche eine gute Möglichkeit sein, sich bei Müdigkeit kurz auszuruhen. Im Fachhandel sind auch faltbare Modelle erhältlich (geringere Stabilität, jedoch leichter).

Erkundigen Sie sich im Fachhandel nach einer möglichen sinnvollen Zusatzausstattung für Ihren Gehstock (z. B. Stockschlaufe, Stockhalter, etc.)

- **Gehstock:** Die Verwendung von Gehstöcken gibt dem Patienten beim Gehen mehr Sicherheit und verringert das Sturzrisiko. Erkundigen Sie sich bei Ihrem Fachhändler nach den unterschiedlichen Modellen sowie nach den anatomischen Griffen zur Entlastung für Finger und Handgelenk.

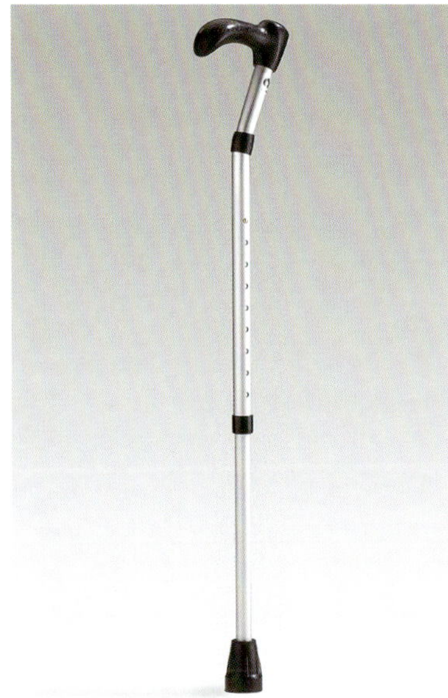

- **Gehstock „Faltbar":** Der faltbare Gehstock aus hochwertigem Aluminium kann bei Nichtgebrauch in dem mitgelieferten Kunststoff-Etui verschwinden. Er ist leicht, kompakt und in der Anwendung sehr stabil.

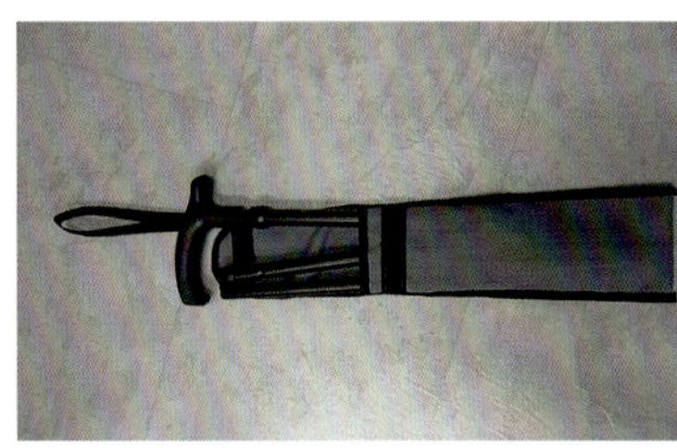

- **Unterarm-Gehstütze als Alternative zum Gehstock:** Die Unterarm-Gehstützen sind im Fachhandel nur paarweise erhältlich und bieten als eine mögliche Alternative zum Gehstock eine gute Abstützungsmöglichkeit beim Gehen. Sie sind in ihrer Höhe verstellbar und unten mit einer Gummikapsel versehen. Bei der Verwendung einer einzelnen Unterarm-Stütze wird diese auf der nicht betroffenen Körperseite des Patienten eingesetzt.

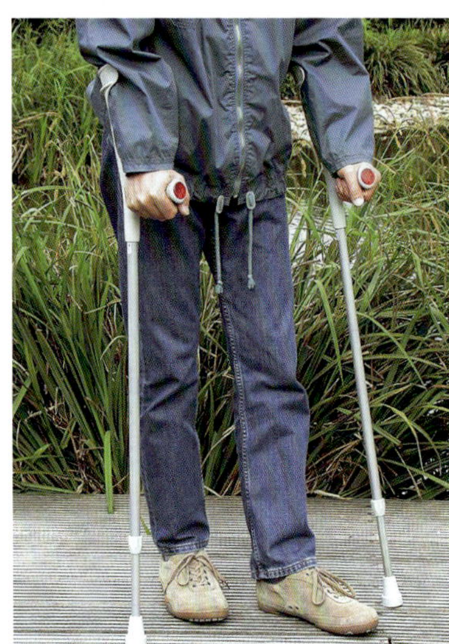

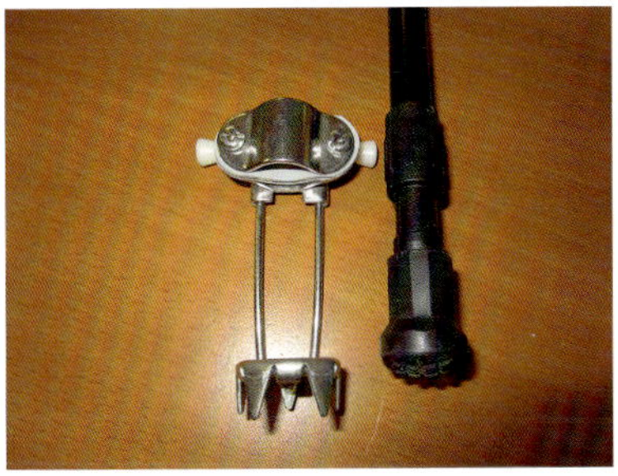

◂ **Eiskralle für Gehstock:** Die Eiskralle soll das Wegrutschen des Gehstockes auf glatten und vereisten Flächen verhindern. Diese wird an dem Gehstock befestigt und soll zu einer verbesserten Gangsicherheit des Patienten beitragen.

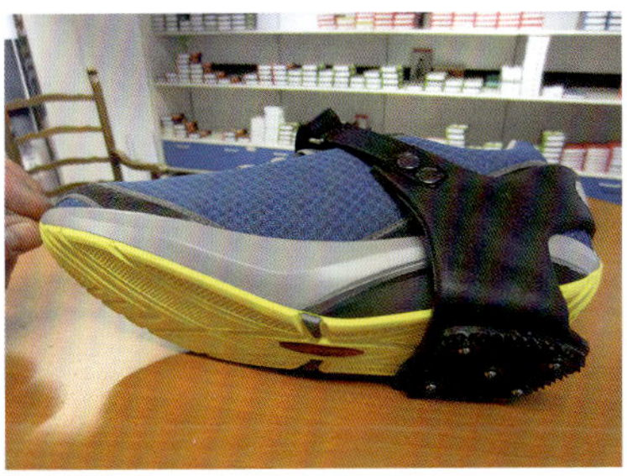

◂ **Schuhspikes:** Die Schuhspikes sind paarweise erhältlich und werden einfach über den flachen Schuh des Patienten gezogen. Der mit Metallspikes überzogene Gummi-Überzug soll die Rutschgefahr auf glatten Wegen reduzieren.

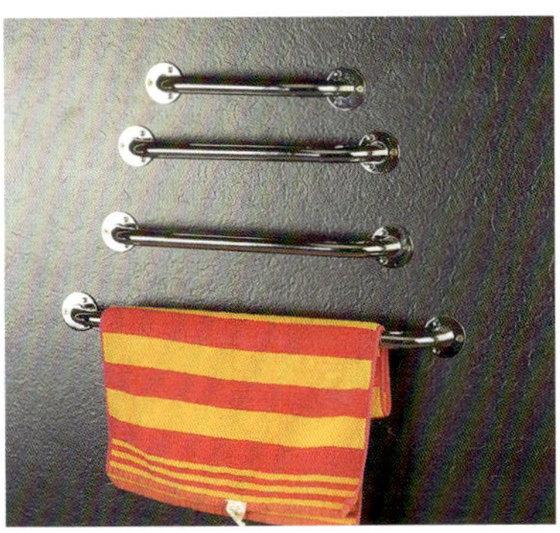

◂ **Haltegriffe:** Die Haltegriffe lassen sich mit den Saugnäpfen auf allen glatten Oberflächen wie z. B. Fließen anbringen und verhindern eine Montage mit Dübeln und Schrauben. Diese Haltegriffe können somit auch wieder schnell gelöst und umplatziert werden, die Montage gelingt einfach. Die TÜV – geprüften Produkte können auch auf Reisen mitgenommen werden (z. B. für Hotelbadezimmer, Krankenhäuser, etc.). In unterschiedlichen Längen im Fachhandel erhältlich.

Bad und WC

- Haltegriffe: siehe oben

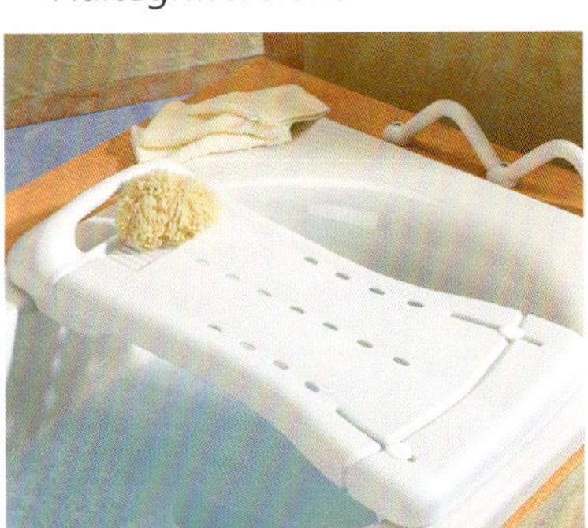

◂ **Badewannenbrett:** Das Badewannenbrett erleichtert das Ein- und Aussteigen in die Badewanne bei Patienten, die in ihrer Beweglichkeit eingeschränkt sind. Es ist aus hygienischem Kunststoff hergestellt und hat kaum Eigengewicht und kann so ohne Weiteres immer wieder in und aus der Badewanne genommen werden. Eine genaue Instruktion durch die Ergotherapeutin wird empfohlen, um das Unfallrisiko durch eine falsche Anwendung auszuschließen.

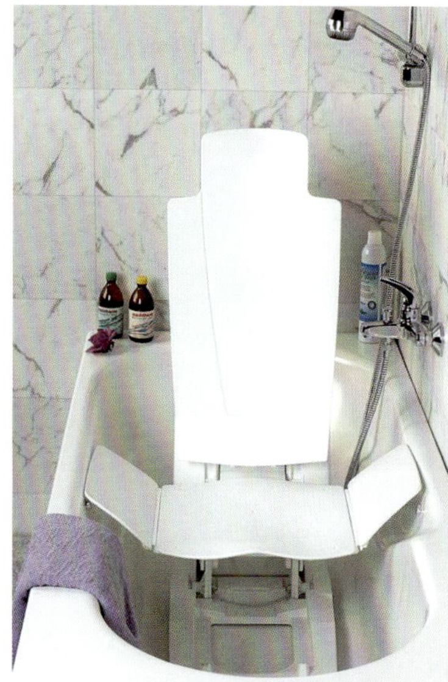

▸ **Badewannenlift:** Der elektrische Badewannenlift wird bei Patienten verwendet, die in ihrer Beweglichkeit bereits sehr eingeschränkt sind. Die Einstellung der Sitzhöhe sowie der Rückenlehnposition erfolgt per Knopfdruck auf der Fernbedienung. Eine genaue Instruktion durch die Ergotherapeutin sowie das richtige Handling mit dem Patienten wird von unserer Seite dringend empfohlen. Der Badewannenlift hat ein eher großes Eigengewicht und wird mit seinen Saugnäpfen am Boden der Badewanne befestigt.

Vorteile: tiefes Runterlassen des Badewannenlifts möglich

Nachteile: Hygiene, hohe Kosten, Transfer Rollstuhl/Badewannenlift oft schwierig auf Grund der klebrigen Unterlage.

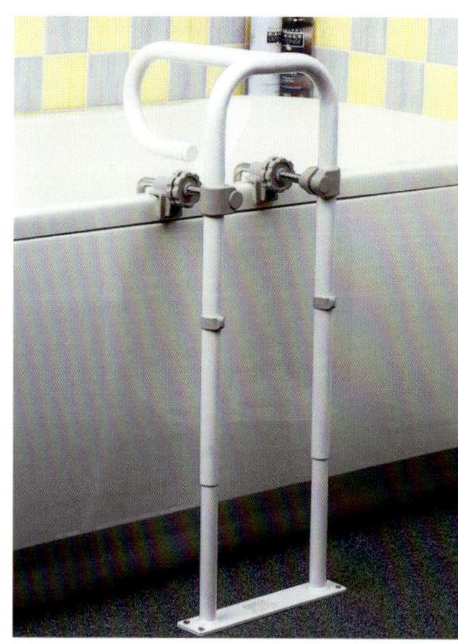

▸ **Einstiegshilfe in die Badewanne:** Durch die Verwendung der Einstiegshilfe wird das Ein- und Aussteigen leichter möglich und die Sicherheit durch Anhalten erhöht. Der Patient sollte dabei keine groben Einschränkungen in seinem Gleichgewicht haben.

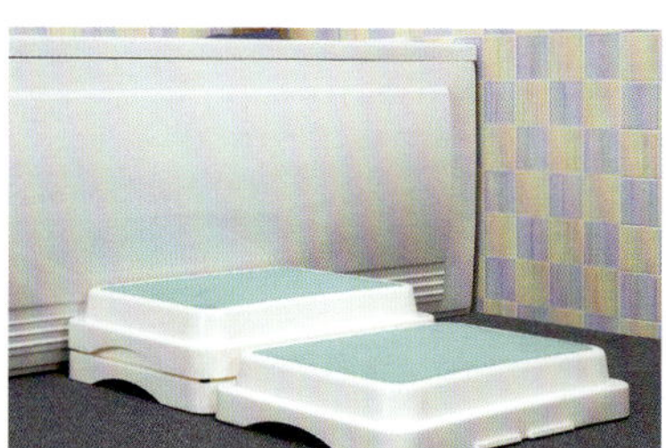

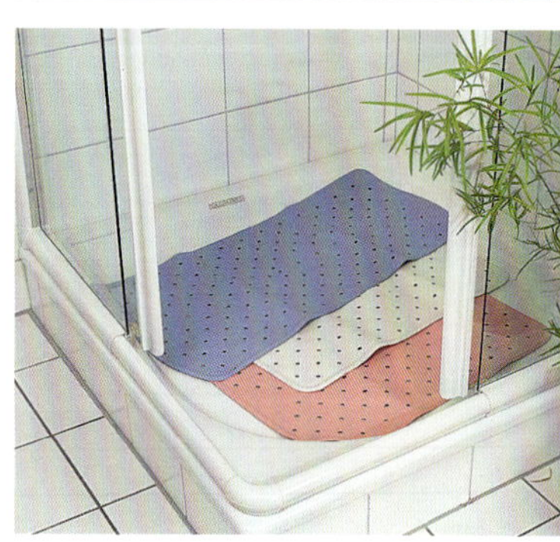

▸ **Anti Rutsch Matte für Dusche/Badewanne:** Das Stehen in der nassen, rutschigen Dusch- oder Badewanne wird durch eine Anti-Rutsch-Matte sicherer möglich. Diese wird mit Saugnäpfen am Wannenboden fixiert.

Nachteil: Hygiene.

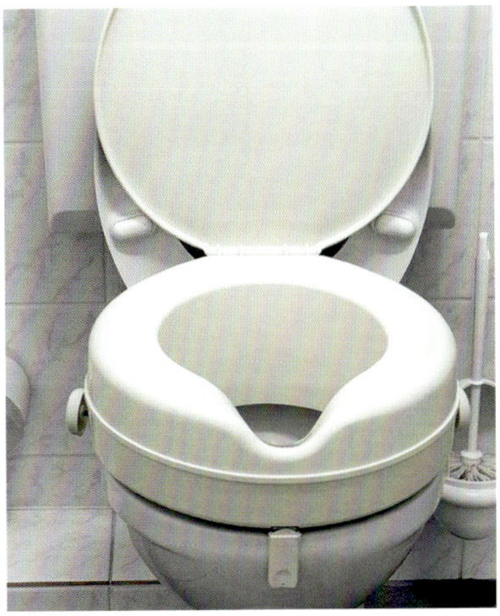

◂ **Toilettensitzerhöhung:** Toilettensitzerhöhungen erleichtern das Hinsetzen und Aufstehen beim Toilettengang. Einfache Montage! Im Fachhandel auch mit integrierten Armlehnen erhältlich.

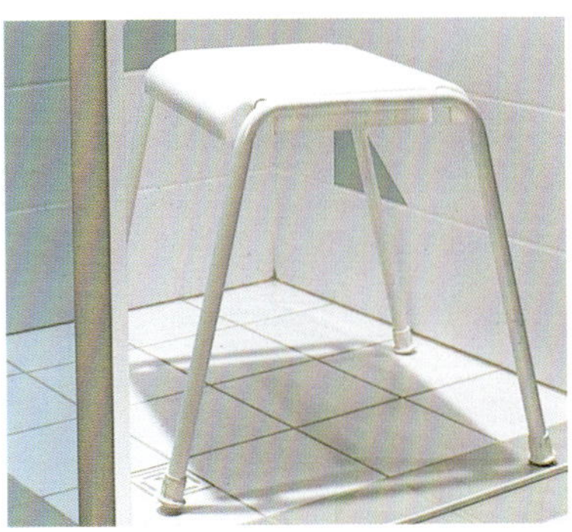

◂ **Duschhocker:** Beim Kauf eines Duschhockers auf die Stabilität achten! Jene mit 3 Beinen erwiesen sich in unserer praktischen Anwendung als nicht sehr stabil. Außerdem sind diese ohne Rückenlehne und Armlehnen ausgestattet. Das Aufstehen ohne Abstützen muss dem Patienten möglich sein.

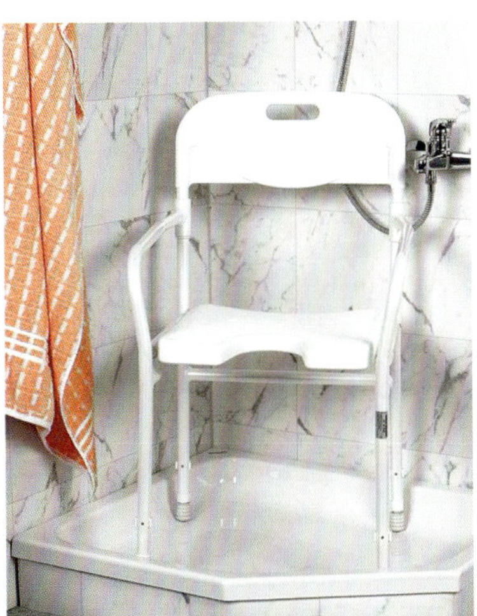

◂ **Duschstuhl:** Die Anwendung von Duschstühlen in der Praxis haben sich sehr bewährt. Beim Setzen und Aufstehen können die Armlehnen zum sicheren Abstützen genützt werden. Außerdem lädt die Rückenlehne zum Anlehnen während des Duschens ein. Ein Duschstuhl ist mit mehreren Stufen höhenverstellbar.

- **Sitzmöglichkeiten beim Waschbecken:** Ein Stuhl mit Armlehnen wird empfohlen (eventuell Duschstuhl).

Weitere

- **Anti-Rutsch-Gitter unter die Teppiche:** im Bauhandel meterweise erhältlich.

- **Rufhilfe über diverse Verbände:** Erkundigen Sie sich bei diversen Verbänden wie Rotes Kreuz, Samariterbund, Malteser etc. Das Ziel der Rufhilfe ist, im Notfall durch Betätigung eines Alarmknopfes Hilfe über eine zentrale Leitstelle (z. B. Rotes Kreuz) anzufordern. Die Rufhilfe kann wie eine Armbanduhr oder eine Halskette getragen werden, ein einfacher Druck auf den Alarmknopf reicht aus, um einen Notruf auszulösen. Der Patient erhält zwei Geräte: eine Basisstation (die sogenannte Heimstelle) und einen Alarmknopf, der entweder am Handgelenk (wie eine Armbanduhr) oder um den Hals (wie eine Halskette) getragen wird. Kommt es in der häuslichen Umgebung zu einem Sturz, wird über die Telefonleitung eine Verbindung zur Leitstelle des jeweiligen Verbandes hergestellt. Das dortige Personal kann auf einem Bildschirm ablesen, wer den Alarm ausgelöst hat. Eine Freisprecheinrichtung stellt eine Sprechverbindung mit dem Patienten her (unabhängig, wo in der häuslichen Umgebung der Sturz passiert ist). Wenn keine Sprechverbindung mit dem Patienten möglich ist (auf Grund von Bewußtlosigkeit, etc.), werden sofortige Hilfsmaßnahmen organisiert. Auf Wunsch des Patienten kann bei dem jeweiligen Verband ein Wohnungsschlüssel deponiert werden. Die Rufhilfe gilt ausschließlich für den Einsatz im eigenen Wohnbereich, der Armbandsender ist wasserdicht. Für die Inbetriebnahme einer Rufhilfe sind technische Voraussetzungen erforderlich. (Telefon-Festnetzanschluss, PD3 Telefonsteckdose, Stromsteckdose (230V) unmittelbar neben der Telefonsteckdose). Nähere Informationen dazu finden Sie im Internet unter: http://www.roteskreuz.at/ooe/pflege-betreuung/rufhilfe/kosten/ – (gilt in Österreich). (Stand 2012)

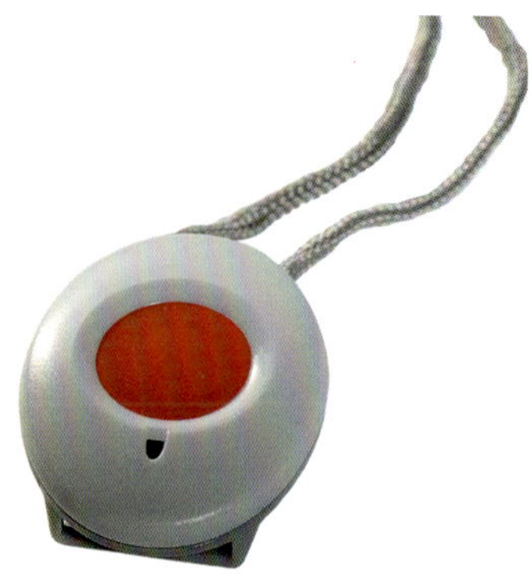

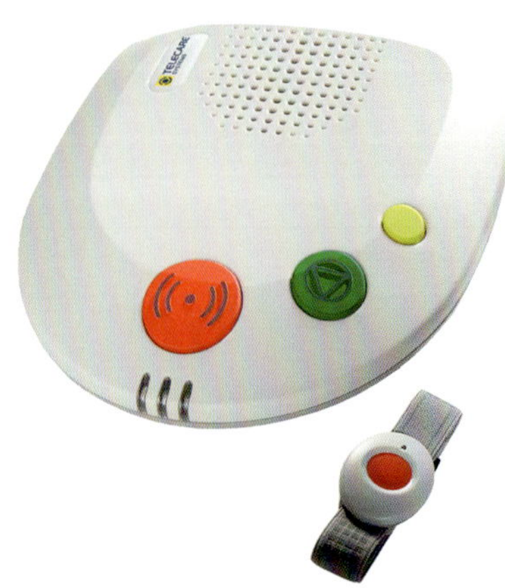

- **Markierungsstreifen an Treppen und an nicht entfernbaren Türschwellen:** Im Bauhandel erhältlich.

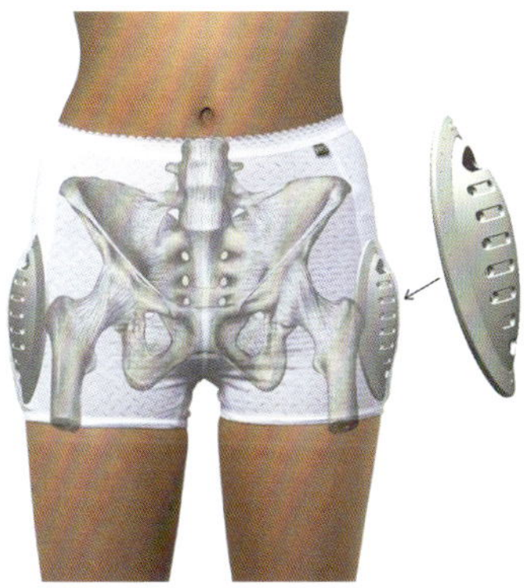

◀ **Hüftschutz (Hüftprotektor):** Der Hüftprotektor hilft Oberschenkelhalsbrüche, die in Folge eines Sturzes auftreten, durch eine Druckentlastung zu verhindern. Auch die Angst vor Stürzen kann durch das Tragen eines Hüftprotektors reduziert werden. Dennoch trägt der Hüftprotektor bei der Kleidung auf (außer im Winter wo ohnedies weitere Kleidung getragen wird). Von dem Prinzip her wird der Hüftprotektor wie eine zweite Unterhose getragen, die an/und ausgezogen werden muss. Aus hygienischen Gründen werden 2 Stück empfohlen, die Kosten von der Krankenkasse werden nur für einen Hüftprotektor übernommen. In unterschiedlichen Größen im Fachhandel erhältlich.

▶ **Körpergerechter Arbeitsstuhl mit eventuell verstellbarer Sitzfläche und Rückenlehne**

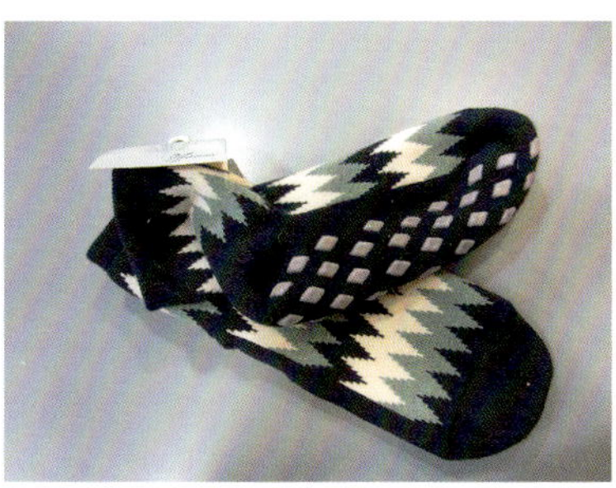

◀ **Stopper-Socken:** Das Ausrutschen auf unterschiedlichen Bodenbeschaffenheiten wird durch das Tragen von Stoppersocken reduziert. Gerne werden diese nachts getragen um beim nächtlichen Toilettengang nicht die Hausschuhe anziehen zu müssen.

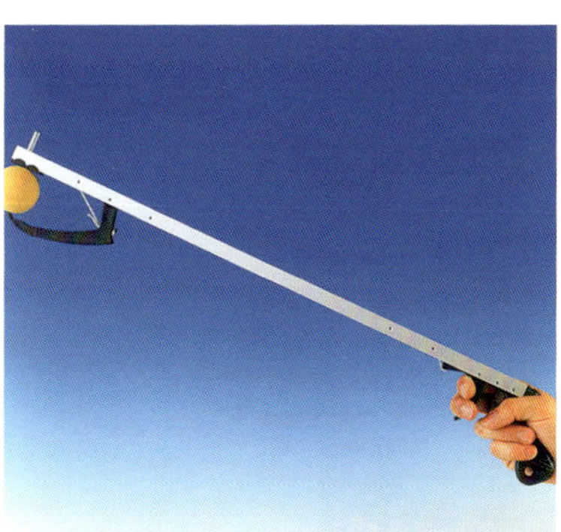

◀ **Greifzange:** Erhalten Sie ebenso im Fachhandel. Eine Greifzange wird besonders von älteren Menschen gerne verwendet, die Schwierigkeiten haben, sich zu bücken, um kleinere Gegenstände vom Boden aufzuheben. Die Verwendung einer Greifzange ist auch bei eingeschränkter Feinmotorik empfehlenswert. Kleine Gegenstände können damit gleich vom Boden entfernt werden und werden nicht zu potentiellen Stolperfallen.

- **Socken- oder Strümpfeanzieher:** Wird von Patienten dann gerne verwendet, wenn sie morgens noch unsicher auf den Füßen sind, das Gleichgewicht im Stehen herabgesetzt ist oder die feinmotorischen Fähigkeiten eingeschränkt sind. Ein bequemeres An- und Ausziehen von Socken und Strumpfhosen wird möglich. Fragen Sie Ihre Ergotherapeuten nach einer kurzen Instruktion im Umgang mit diesem Hilfsmittel.

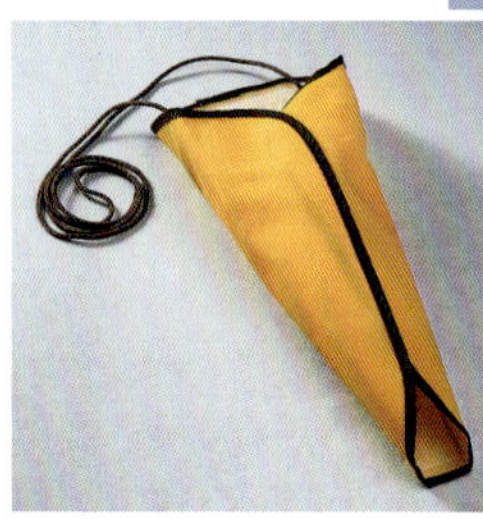

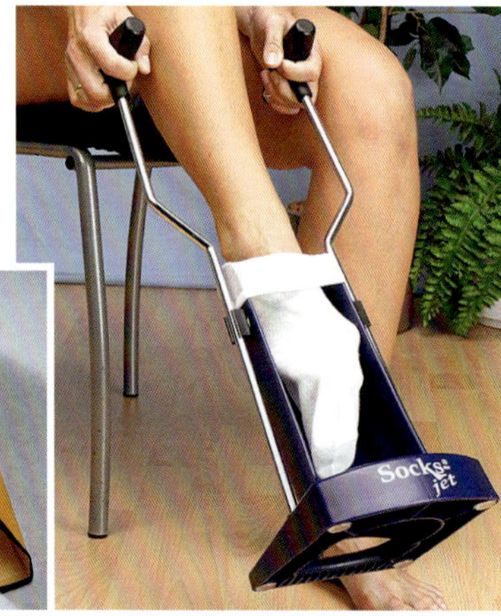

Besonders wichtig

Schuhwerk

Achten Sie immer auf festes und passendes Schuhwerk. Der Schuh sollte schmerzfrei passen, aber auch unbedingt Stabilität bieten. Dabei empfiehlt sich eine rutschhemmende Sohle, die nicht zu dick sein sollte. Zusätzlich ist darauf zu achten, dass der Absatz Ihren Anforderungen entspricht. Dabei gilt: Wer sein Leben lang einen Absatz gewohnt ist, sollte Schuhe mit leichtem Absatz tragen. Das Schließen über Schnürsystem oder Klettverschluss ist Geschmackssache. Ebenso verhält es sich mit der Frage, ob ein hoher oder ein niederer Schuh empfehlenswert ist. Sollten Sie mit dem Sprunggelenk Schwierigkeiten haben, wählen Sie besser einen hohen Schuh, der Ihnen Sicherheit und Stabilität gibt.

Im Fachhandel werden eine Vielzahl von Schuhen, Hilfsmitteln und Alltagshilfen angeboten. Wichtig sind die individuelle Anpassung und eine Einschulung in den adäquaten Umgang damit. Kontaktieren Sie hierfür einen Ergotherapeuten oder den Fachhandel. Es empfiehlt sich von unserer Seite außerdem, die Wohnung mit einem Hausnotruf auszustatten, um professionelle Hilfe Tag und Nacht sicherstellen zu können. Notrufnummern und Telefonnummern der nächsten Angehörigen deutlich lesbar neben dem Telefon bereitlegen.

Der nächtliche Weg zur Toilette

Einmal pro Nacht oder auch öfter muss man die Toilette aufsuchen. Da in dieser Situation häufig Stürze geschehen, ist es wichtig ein paar Punkte zu beachten:

Wenn Sie munter werden, sollten Sie das Licht einschalten und sich aufsetzen. Warten Sie, wenn möglich einige Sekunden, und bewegen Sie dabei die Füße. Falls Sie keine stabilen Hausschuhe anziehen wollen, empfiehlt es sich Stopper-Socken in der Nacht und während des Schlafens zu tragen. Stehen Sie nun kontrolliert auf und gehen Sie los. Idealerweise haben Sie einen Bewegungsmelder installiert, der den Weg zur Toilette automatisch erleuchtet. Falls diese Maßnahme nicht möglich ist, empfehlen sich Nachtlichter oder gut erreichbare und beleuchtete Lichtschalter. In der Toilette versuchen Sie sich kontrolliert hinzusetzen. Es empfehlen sich Haltegriffe und/oder eine erhöhte Schüssel oder eine Toilettensitzerhöhung. Auch beim Rückweg ist es empfehlenswert, wenn Sie einige Sekunden die Beine bewegen bevor Sie endgültig aufstehen.

11 Literaturhinweise

Becker, C., Lindemann, U., Rißmann, U., Warnke, A., 2006: *Sturzprophylaxe – Sturzgefährdung und Sturzverhütung in Heimen,* Vincentz Network, Hannover.

Buchbauer, J., Kling, M., 2007: *Fit ab 50+: Fitness ist keine Frage des Alters.* Hofmann Verlag, Schorndorf.

Downton, J.H., 1995: *Wenn alte Menschen stürzen – Ursachen und Risiko, Pflege und Prävention,* Ernst Reinhardt Verlag, München.

DTB (Deutscher Turner Bund) (Hrsg.), 2010: *Sturzprophylaxe Training,* Meyer und Meyer Verlag, Aachen.

Freiberger, E., Schöne, D., 2010: *Sturzprophylaxe im Alter – Grundlagen und Module zur Planung von Kursen,* Deutscher Ärzteverlag, Köln.

Jansenberger, H., 2011: *Sturzprävention in Therapie und Training,* Thieme Verlag, Stuttgart.

Köhler, R., 2008: *Osteoporose und Sturzprävention durch Minimierung medizinischer und motorischer Risikofaktoren mittels sportlicher Intervention,* Sierke Verlag, Göttingen.

Pierobon, A., Funk, M., 2007: *Sturzprävention bei älteren Menschen,* Thieme Verlag, Stuttgart.

Tideiksaar, R., 2008: *Stürze und Sturzprävention,* Verlag Hans Huber, Bern.

Tragl, K., 2001: *Stürze im Alter,* Wilhelm-Maudrich, Wien.

Van den Berg, F., Wulf, D. (Hrsg.), 2008: *Angewandte Physiologie 6 – Alterungsprozesse und das Alter verstehen,* Thieme Verlag, Stuttgart.

Ziganek-Soelhlke, F., 2008: *STUBS – Sturzprophylaxe durch Bewegungsschulung: Mehr Bewegungssicherheit im Alltag,* Pflaum Verlag, München.

Ein Lesetipp

Buchbauer, J., Kling, M., 2007: *Fit ab 50+: Fitness ist keine Frage des Alters,* Hofmann Verlag, Schorndorf.